FIT IN
12 WOCHEN

**Das Ernährungs- und Sportprogramm
für ein aktives und gesundes Leben**

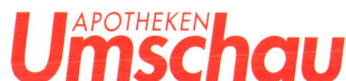

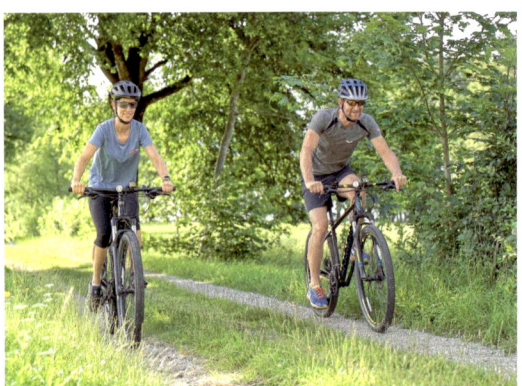
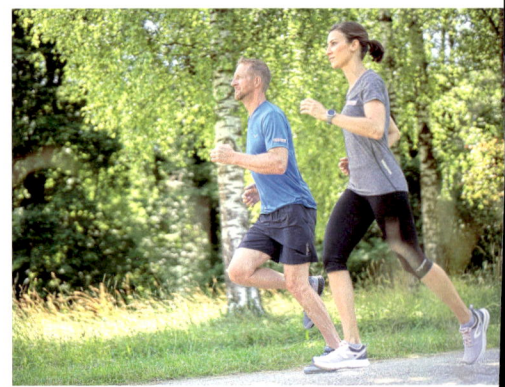

Vorwort: 5

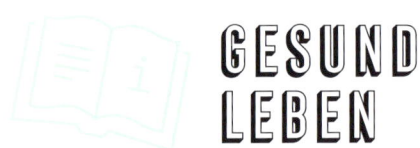

GESUND LEBEN

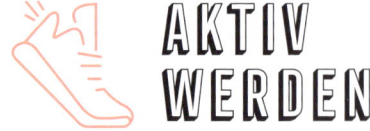

AKTIV WERDEN

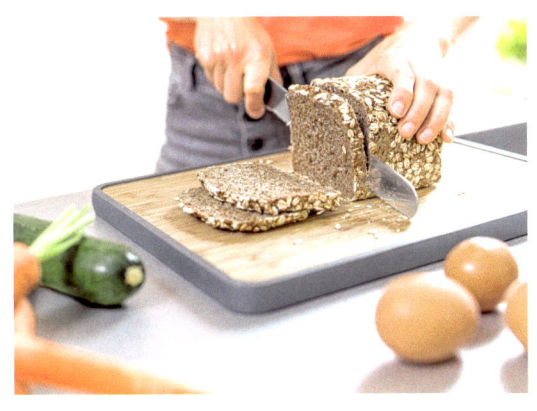
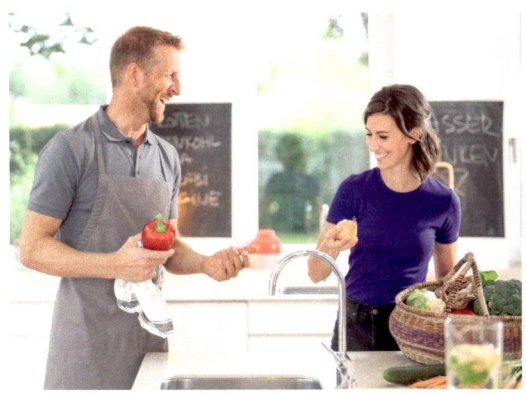

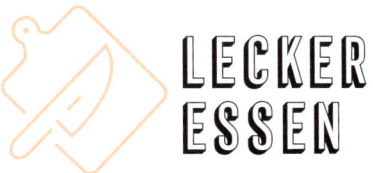

LECKER ESSEN

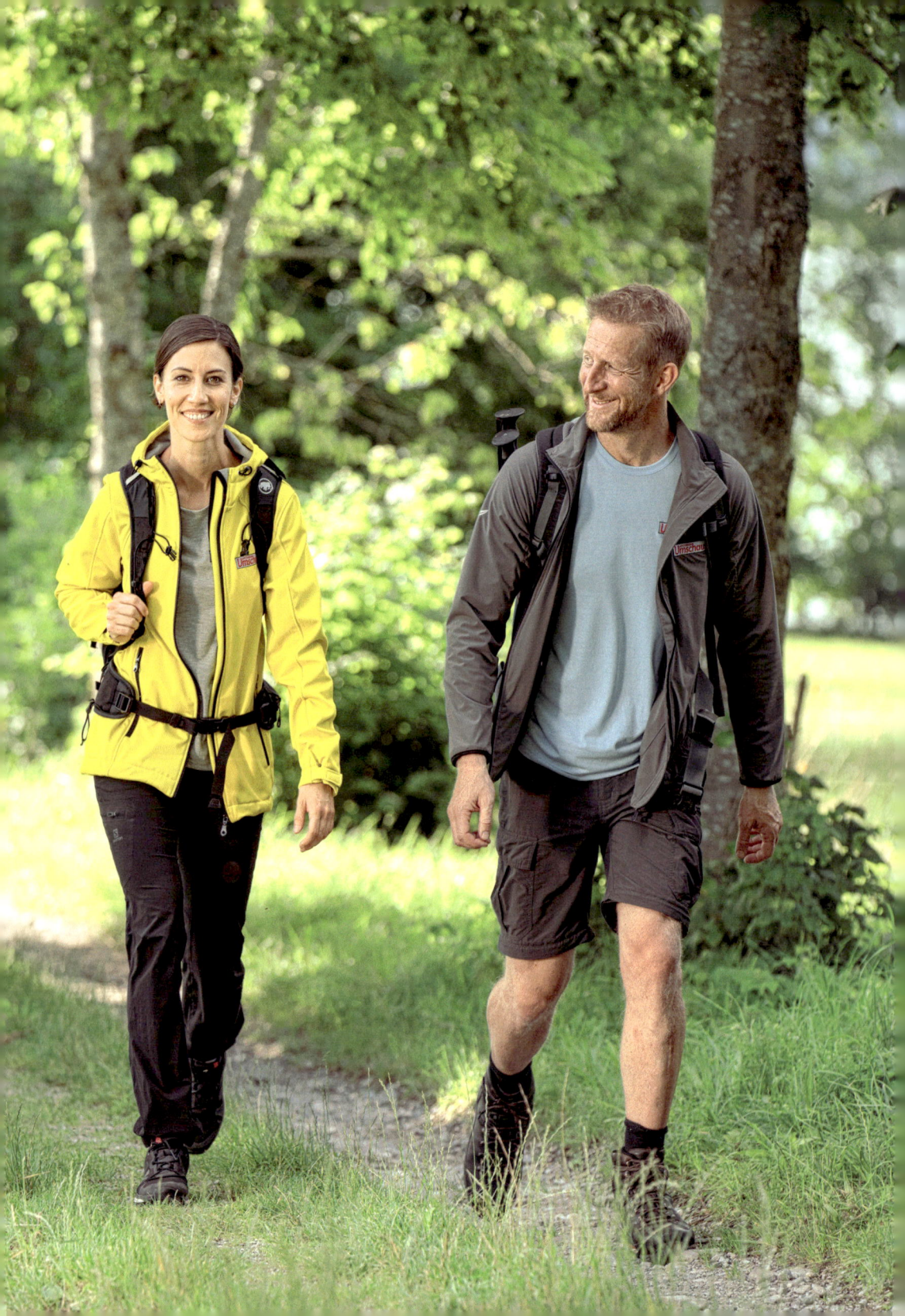

LIEBE LESERIN,
LIEBER LESER,

Herzlich willkommen! Sie haben dieses Buch gekauft, weil Sie mehr Bewegung in Ihr Leben bringen und Ihre Ernährung verbessern möchten. Dabei wollen wir Sie unterstützen. Den ersten Schritt haben Sie bereits gemacht, indem Sie diese Einstiegszeilen lesen. Was erwartet Sie auf den folgenden Seiten? Wir zeigen Ihnen praxisnah und alltagstauglich, an welchen Stellen in Ihrem Leben Sie ansetzen können, um erfolgreich Dinge zu verändern, die Sie schon länger ändern wollten.

Gesünder zu leben ist nämlich gar nicht so schwierig. Eigentlich ist es genau wie beim Lesen: Zeile für Zeile, Seite für Seite, Schritt für Schritt geht es vorwärts, und wir sollten uns nur nicht irritieren lassen. Mag sein, dass da ein dicker Brocken vor uns liegt, aber wir lesen erst mal nur die nächsten paar Seiten, für die wir jetzt gerade Zeit haben. So werden wir vorankommen.

Genau das gilt auch für die körperliche Fitness, für eine bewusstere Ernährung und unsere Gesundheit: Wir sollten uns nicht von großen Zielen überfordern lassen, sondern das Mögliche machen. Jetzt und hier, im Kleinen an-

fangen. Sie erhalten hier keine großen Versprechen, sondern ein Buch, das Sie in einem 12-Wochen-Programm begleitet und Ihnen vermittelt, was eine gesunde Lebensweise ausmacht.

Sie bekommen praktische Tipps rund um Bewegung mit Trainingsprogrammen die Sie überall anwenden können, und Ernährung mit vielen leckeren Rezepten. Am Ende des Programms führen Sie einen Lebensstil, bei dem gesunde Routinen selbstverständlich zu Ihrem Alltag gehören. Dann wissen Sie genau, wo Sie ansetzen können, wenn Sie es mal ein paar Tage haben schleifen lassen.

Diese zwölf Wochen müssen Sie auch nicht allein meistern. Auf dem Foto links sehen Sie Lena Panter und Jörg Gerstmann. Die beiden werden Sie jeden Tag begleiten, Sie motivieren und anleiten – alles mit solidem wissenschaftlichem Hintergrund.

Lena Panter ist Sportwissenschaftlerin am Karlsruher Institut für Technologie, Jörg Gerstmann arbeitet als Personal Trainer in München und hat einen Abschluss von der dortigen Technischen Universität. Die beiden haben maßgeblich an der Entwicklung des Bewegungsprogramms für dieses Buch mitgewirkt.

Es gibt zahlreiche verschiedene Ziele und Lebenswirklichkeiten. Auch Sie haben sicher einen ganz persönlichen Grund, dieses Buch in den Händen zu halten. Die Motivationen und Ausgangslagen unterscheiden sich erheblich. Es mag sein, dass Sie während der Coronapandemie viel zu Hause geblieben sind und mangels Bewegung körperlich abgebaut haben. Es ist möglich, dass Sie an Gewicht zugelegt haben oder sich mit Ihrem Ernährungsstil nicht mehr wohlfühlen. Vielleicht möchten Sie sich auch wieder mehr unter Menschen begeben und dabei körperlich besser fühlen. Oder Sie sind bereits sehr fitnessorientiert, suchen aber nach einer

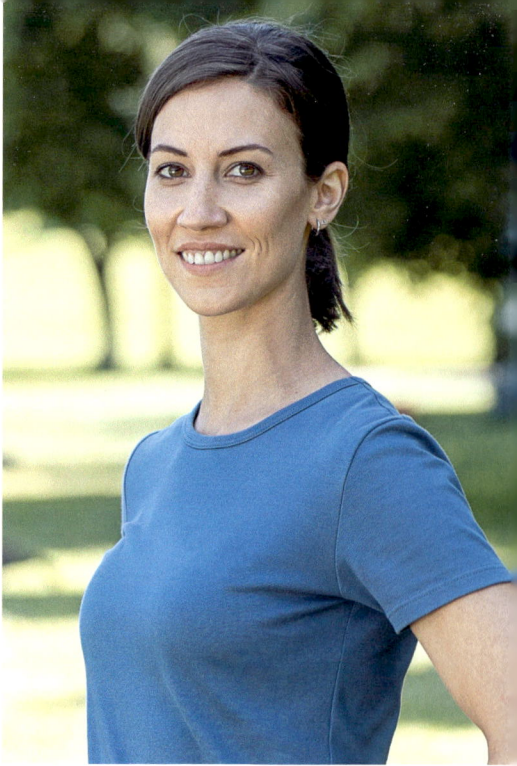

Basis für langfristige Beweglichkeit und der Ernährung, die Ihrem Körper guttut.

Die Erkenntnisse, Pläne und Rezepte in diesem Buch lassen sich mit all diesen und beliebigen anderen persönlichen Motiven und Zielen verbinden. Bei der Bewegung bieten wir Ihnen Programmstufen passend zu Ihrem Ausgangsniveau, bei der Ernährung setzen wir auf Vielfalt und Inspiration, die Sie leicht in Ihren Alltag integrieren können.

Wenn Sie weiterblättern, werden Sie für Ihren gesünderen Lebensstil wichtige Einsichten gewinnen. Sie werden kein neuer Mensch, sondern verändern Dinge im Kleinen. Das Programm soll Sie nicht überfordern, sondern Schritt für Schritt in die Grundlagen einführen. Dabei geht es weder um Trends noch um umstrittene Theorien. Alle Informatio-

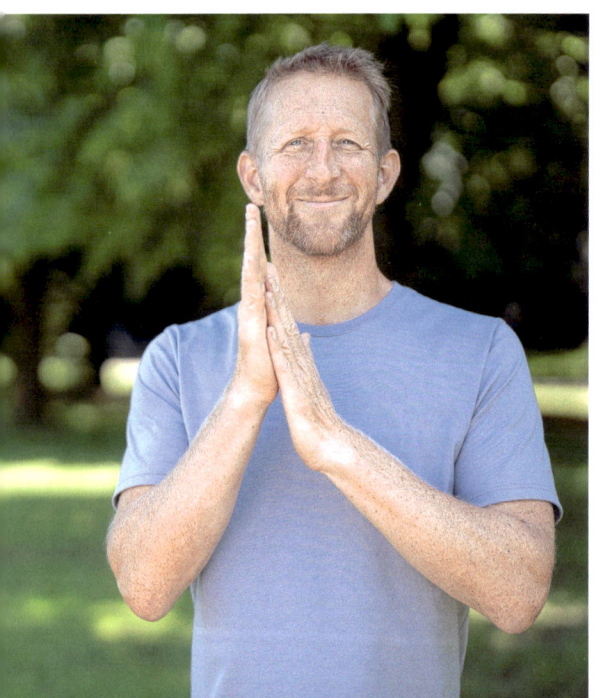

nen und Trainingspläne basieren auf bewährten, alltagstauglichen Ansätzen zu Fitness, Ernährung und Entspannung. Dabei steht die Nachhaltigkeit im Zentrum – denn Sie wollen ja dauerhaft gesünder leben. Das Buch ist zudem so gegliedert, dass Sie im Laufe der Zeit neue, grundlegende Erkenntnisse gewinnen, auch und gerade über den Zusammenhang von körperlicher Aktivität und ausgewogener Ernährung.

Die Methodik ist untergliedert in sechs zweiwöchige Intervalle, so bleibt es einfach, den Überblick zu behalten. Es gibt in jedem Intervall Schwerpunkte zu Fitness und Ernährung. Wir verbinden Basis- und Hintergrundwissen mit positiven Erlebnissen in der Praxis, also beim Sport zu Hause und im Freien ebenso wie beim Einkauf und in der Küche. Dieses Buch soll dabei sein, wenn Sie den Spaß an einem genussvoll-gesunden Leben (wieder-)entdecken.

Gratulation also! Sie haben angefangen, sich mit Ihren Lebensgewohnheiten zu beschäftigen und Möglichkeiten zu suchen, gesünder zu leben. Wenn Sie das erste Zwei-Wochen-Intervall starten, sind Sie schon mittendrin in einer dauerhaften Umstellung.

Bleiben Sie aber locker und erwarten Sie nicht zu viel von sich! Sie werden nicht von heute auf morgen zehn Kilometer joggen, wendig wie eine Kunstturnerin sein oder zehn Kilogramm in drei Wochen verlieren. Statt an einem großen Vorsatz zu scheitern, wollen wir lieber gemeinsam mit Ihnen die ganzen kleinen Aspekte in den Blick nehmen, die auch morgen noch gelten – selbst wenn wir heute zu bequem waren.

Jetzt geht es los!

Viel Spaß und Erfolg wünschen

Julia Rotherbl   **Dr. Dennis Ballwieser**

Chefredaktion Apotheken Umschau

GESUND LEBEN

GENIESSEN UND GESUND LEBEN

Bewegung, gesunde Ernährung, Entspannung – prägen diese Aspekte unser Leben, gewinnen wir an Lebensqualität. So machen wir Tag für Tag kleine Schritte mit langfristig großer Wirkung.

Kennen Sie das? Sie wissen ganz genau, dass Sie weniger Cola trinken, nicht mehr rauchen oder mehr Sport machen sollten – aber Tag für Tag verschieben Sie die Gelegenheit zum Neuanfang? Die allermeisten von uns leben in einem solchen ständigen Widerspruch: Wir wissen, wie wertvoll gesunde Ernährung und viel Bewegung für unser Leben wären. Aber wir schaffen es allzu oft nicht, diesem Wissen auch Taten folgen zu lassen. Wir bleiben passiv, statt anzupacken.

Oft liegt diese Passivität daran, dass wir es uns mit der gewohnten Lebensweise bequem gemacht haben. Wir haben Respekt davor, uns zu verändern. Denn dieses Verändern ist für uns keine kleine Sache, sondern wirkt wie ein viel zu großes Ziel. Richtig sportlich sein, wirklich gesund essen, den Alltag entspannt meistern und ein gesundes Gewicht halten: Von einem solchen Ziel her betrachtet, sehen viele von uns nur das Scheitern, die zu große Aufgabe, die vielen Hindernisse auf dem Weg dorthin. Das liegt daran, dass wir uns zu sehr mit einer schwer erreichbaren Idealvorstellung abmühen: schlank sein, gesund leben, gesund ernähren. Dabei wäre es viel wichtiger, wenn wir in die Power des Tuns kämen.

Wir können unser Leben genießen und dabei wirklich gesund leben. Darin liegt kein Widerspruch. Im Gegenteil: Jede kleine, aber dauerhafte Veränderung zählt. Das ist eine gute Ausgangslage, denn das nächste Essen oder die nächste Gelegenheit zum Spazierengehen bieten sich schon bald. Wichtig ist, dass wir uns von einfachen Ver-

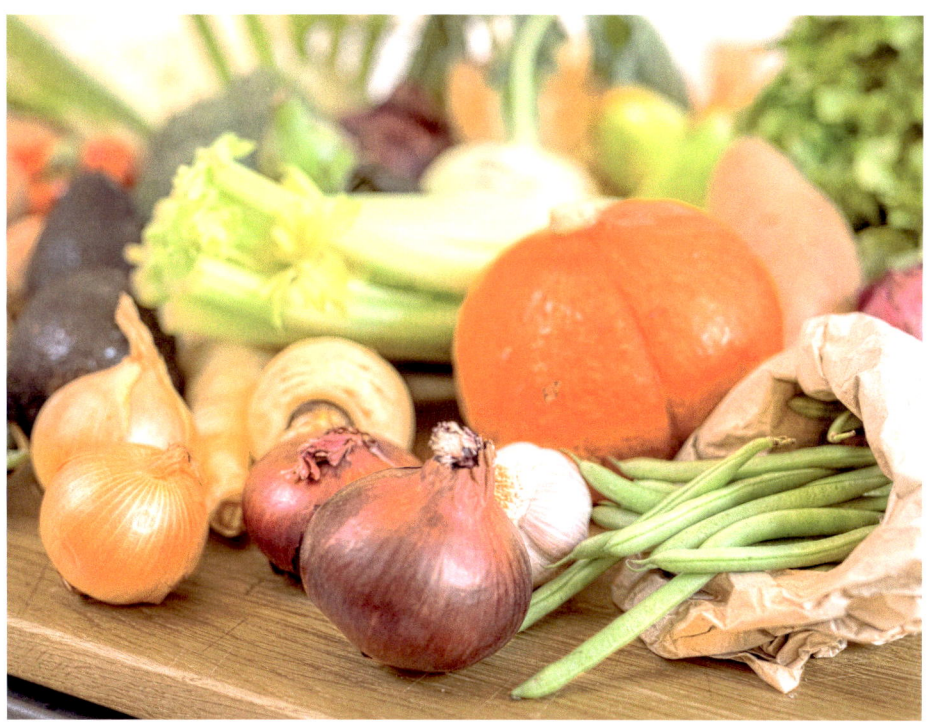

sprechen und radikalen Ansätzen frei-machen und verstehen, dass vieles mit vielem zusammenhängt. Wir sollten, wenn es um Fitness und Ernährung geht, die Komplexität unseres Körpers anerkennen. Wir können an vielen Stell-schrauben ansetzen – oder eben auch nicht.

Bewegung, Ernährung und Entspannung wirken zusammen

In diesem Buch verknüpfen wir die The-men Bewegung, Ernährung und auch Entspannung. Sie können zwar un-abhängig voneinander betrachtet werden, aber sie hängen unmittelbar miteinander zusammen. Diese drei Aspekte beein-

"

Es gilt der Ausspruch von Albert Camus: Wer etwas will, findet Wege, wer etwas nicht will, findet Gründe. "

PROF. DR. KLAUS BÖS,
SPORTWISSENSCHAFTLER
AUS KARLSRUHE

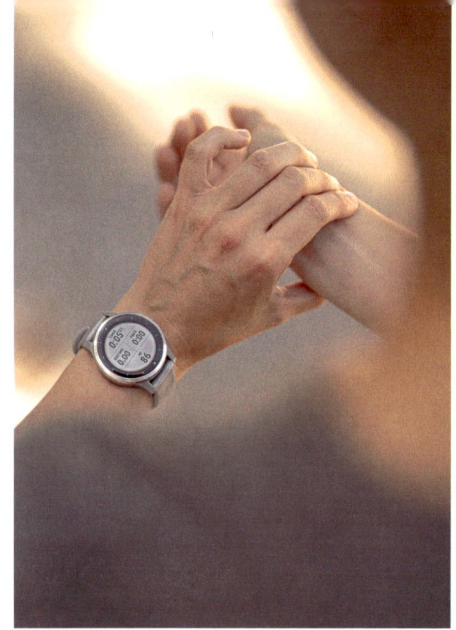

flussen unser Leben maßgeblich. Körperliche Aktivität wirkt ebenso wie eine ausgewogene Ernährung positiv auf unsere Fitness, was wiederum unsere Gesundheit in vielfacher Hinsicht fördert. Je älter wir werden, desto mehr zeigt sich das. Geht es um körperliche Leistungsfähigkeit, dann wächst der Unterschied zwischen Trainierten und Untrainierten mit dem Lebensalter deutlich an. Wildor Hollmann, der inzwischen verstorbene Begründer der Sportmedizin, prägte hingegen einen anderen Ansatz: „20 Jahre 40 bleiben". Er wollte damit ausdrücken, dass trainierte 60-Jährige so fit sein können wie untrainierte 40-Jährige. Das gilt natürlich in gleicher Weise für Männer wie Frauen.

Bewegung, Ernährung, Entspannung – wir können diese Aspekte in unserem Leben jederzeit in den Blick nehmen. In diesem Buch geht es um positive Wege, anstatt Probleme zu benennen. Dennoch ist ein Hinweis auf Risikofaktoren für unsere Gesundheit geboten. Wir werden immer älter, weil die Menschheit enorme Fortschritte beim Bekämpfen akuter Erkrankungen gemacht hat. So sind es ganz andere Risikofaktoren, die unsere Gesundheit dauerhaft beeinträchtigen – und somit auch unsere Lebensqualität.

Bewegungsmangel, Fehlernährung und Stress sind diese drei großen Risikofaktoren, auch sie hängen oft miteinander zusammen. Erfolgreiches Altern bedeutet nicht, dem Leben Jahre hinzuzufügen, sondern den Jahren Leben. Diese Haltung brachte schon vor einigen Jahrzehnten die Altersforscherin und ehemalige Gesundheitsministerin Ursula Lehr auf den Punkt.

Auf dem Weg zu einem gesunden Lebensstil

Wir setzen in diesem Buch deshalb auf einen Ansatz der sogenannten „Salutogenese", orientiert an der Arbeit des israelisch-amerikanischen Medizinsoziologen Aaron Antonovsky. Wir fragen nicht, warum Menschen krank werden – sondern helfen dabei, die eigenen Ressourcen zu stärken und Risiken zu verringern. Es geht um das Rüstzeug für Gesundheit, das sich mit körperlichen Übungen ebenso wie beim Einkauf im Supermarkt anwenden lässt.

Die kleinen Dinge in unserem Leben hängen also in einem komplexen System zusammen. Das ist gut, weil wir jeden Tag an verschiedenen Stellen ansetzen können. Aber das bedeutet auch, dass wir realistisch bleiben müssen. Ein gesunder Lebensstil lässt sich nicht anschalten wie ein elektrisches Licht. Es geht um lang-

fristige Lebensweisen, um die Über-
führung des Wissens in Taten und von
Taten in Gewohnheiten. Vor allem bei der
Ernährung ist das Umstellen zudem eine
Frage des sozialen Umfelds, insbesondere
für Menschen mit Familie.

Entscheidend: alte Gewohnheiten ändern

Jeden Tag treffen wir etwa 200 Ent-
scheidungen rund um die Ernährung,
und die allermeisten davon sind so sehr
verinnerlicht, dass wir nicht groß darüber nachdenken. Das gilt für uns, das gilt
für unsere Kinder. Einerseits macht uns
das das Leben leicht, andererseits aber
auch die Umstellung unserer Gewohnheiten schwer. Wenn Sie sich gesünder
ernähren möchten, hat das – anders als
eine morgendliche Joggingrunde – oft
Auswirkungen auf mehrere Personen,

beispielsweise die gesamte Familie. Es
kann also sein, dass Ihr Partner oder Ihre
Kinder nach den gewohnten, vielleicht
ungesunden Speisen fragen oder das
Neue gar zurückweisen. Deshalb ist es
umso wichtiger für Sie, zu verinnerlichen, was und warum Sie bei Ihrem Essverhalten etwas verändern möchten. Der
innere Antrieb ist entscheidend, so wachsen Ihre Überzeugung und Ihre Fähigkeit
zum Durchhalten.

Ideal wäre es, wenn Sie Gleichgesinnte
dafür gewinnen, sich dem Programm an-
zuschließen oder Sie zumindest zu unterstützen. Auf jeden Fall sollten Sie sich gut
überlegen, welche positiven Wirkungen
Sie sich von den kommenden Wochen erwarten – und wie wichtig es Ihnen ist,
etwas für Ihre Gesundheit zu tun. Fordern
Sie von Ihren Mitmenschen Unterstützung
ein, Anerkennung, Zuspruch. Niemand

Gesund essen ist ganz einfach – wer es kompliziert macht, will Geld damit verdienen. "

PROF. DR. GERTRUD WINKLER
ERNÄHRUNGSWISSENSCHAFTLERIN
AUS SIGMARINGEN

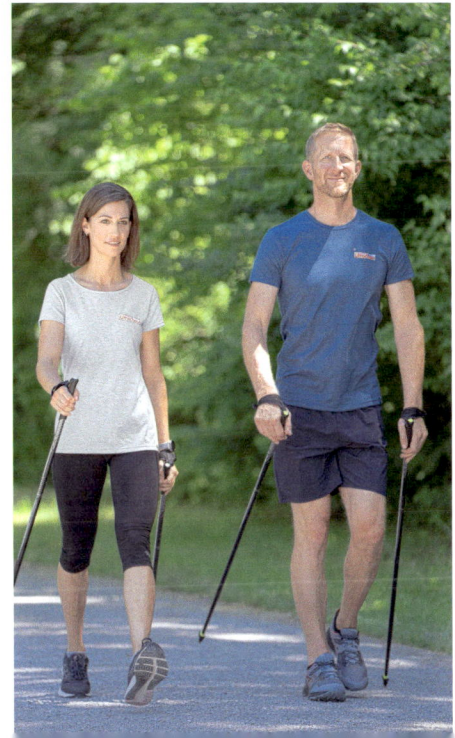

sollte einen negativen Kommentar machen, weil Sie Kichererbsen statt Pommes essen.

Die Dimensionen unseres gesunden Lebens

In diesem Buch kombinieren wir ein konkretes Programm für mehr Aktivität und Rezepte für eine gesunde Ernährung mit konsumierbarem Wissen über die wichtigsten Bereiche einer gesunden Lebensführung. Geht es um die Bewegung, so unterscheiden wir nach verschiedenen Dimensionen körperlicher Leistungsfähigkeit. Das sind unsere Ausdauer, unsere Kraft, unsere Beweglichkeit, unsere Fähigkeit zur Koordination und auch unsere Entspannung. Zur körperlichen Fitness gehören all diese Dimensionen – und je älter wir werden, desto wichtiger wird es, die vorhandenen Nervenzellen und Abläufe in unserem Körper noch zu nutzen. Denn Verfallsprozesse sind biologisch bedingt und werden, wenn wir nichts dagegen tun,

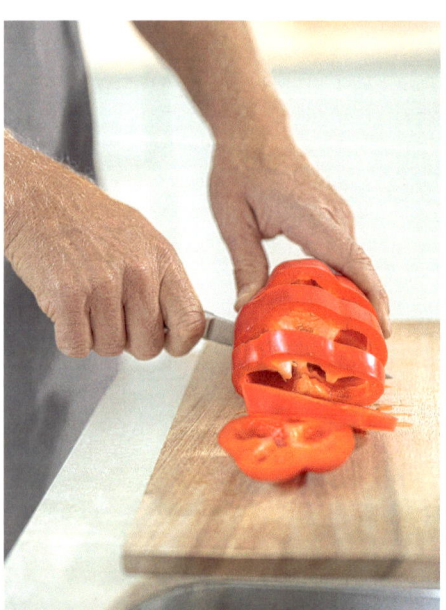

mit höherem Alter immer gravierender. Unsere Ernährung wiederum unterstützt unsere körperliche Fitness maßgeblich. Wir orientieren uns grundsätzlich an einer sogenannten Ernährungspyramide (rechts), die unser Essen und Trinken in sechs Ebenen unterteilt:

- Flüssigkeit, vorzugsweise Wasser und ungesüßte Tees
- Gemüse und Obst
- Brot, Kartoffeln, Reis und Nudeln, vorzugsweise als Vollkornvariante
- Eiweiß, Milchprodukte, Fleisch und Fisch
- Fette und Öle
- Extras wie Süßigkeiten und Knabbereien

Neben den Empfehlungen für eine ausgewogenen Ernährung gibt es auch eine Definition für die körperliche Aktivität: Die Weltgesundheitsorganisation (WHO) empfiehlt, dass Menschen sich in der Woche mindestens 150 Minuten moderat bewegen sollen. Moderat heißt: Es darf schon etwas anstrengend sein, aber Sie sollten durchaus noch ein Gespräch dabei führen können.

Unser Plan orientiert sich an diesen Empfehlungen und umfasst etwa zweieinhalb Stunden Aktivität pro Woche. Das mag erst einmal nach viel klingen, aber an fünf von sieben Wochentagen eine halbe Stunde für die Bewegung lässt sich bestimmt leicht einbauen – sei es morgens, mittags oder abends. Und oft wächst dabei schnell der Wunsch nach mehr. Bei der Ernährung ist es wichtig, dass der Aufwand sich mit dem Berufsleben und den weiteren Tätigkeiten im Kalender gut verbinden lässt. Es wäre übertrieben,

ERNÄHRUNGSPYRAMIDE

Die Pyramide zeigt auf einen Blick, wie der Speiseplan idealerweise gestaltet sein sollte.
Die Nahrungsmittel sind in Gruppen gegliedert – je breiter der Balken, desto öfter dürfen wir zugreifen. Lebensmittel an der Spitze der Pyramide sollten wir nur in Maßen essen.

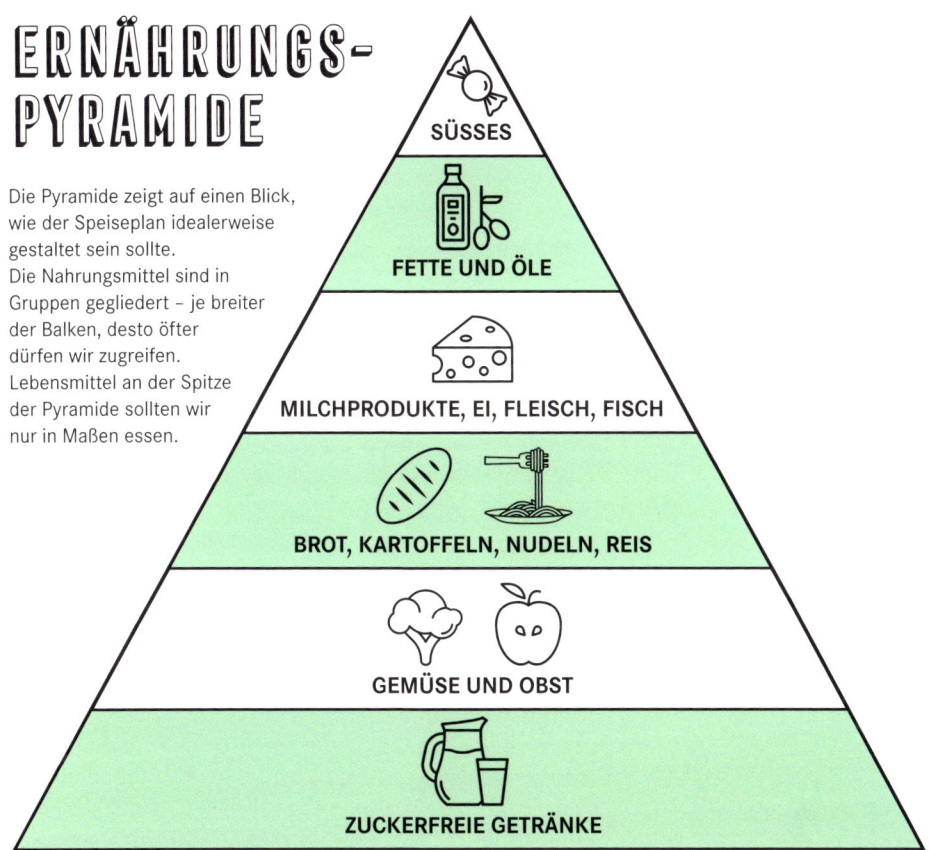

SÜSSES

FETTE UND ÖLE

MILCHPRODUKTE, EI, FLEISCH, FISCH

BROT, KARTOFFELN, NUDELN, REIS

GEMÜSE UND OBST

ZUCKERFREIE GETRÄNKE

wenn Sie täglich zweimal ganze Mahlzeiten selbst kochen wollten – das aber gar nicht zu Ihrer Woche und Ihren Ritualen passt. Die Rezepte ab Seite 104 und Hinweise in diesem Buch dienen zur Inspiration und sind leicht nachzukochen.

Aber auch das Selberkochen muss nicht immer sein. Wer sich ein bisschen mit den Inhaltsstoffen von Lebensmitteln auseinandersetzt, findet auch im Supermarkt schnell Ware, die zu einer gesunden Ernährung passt. Es gibt also keinen zeitlichen Plan, den Sie hier als Mindestmaß erfüllen müssen – keine übertriebenen Ansprüche an Ihre Kochkunst oder Ihre Fähigkeit zum Fasten. Vielmehr freuen wir uns mit Ihnen, wenn Sie den Geschmack an neuen Zutaten beim Essen entdecken.

Das vermittelte Wissen dient als Baukasten, um die körperliche Fitness und die Ernährung im Alltag positiv zu beeinflussen – und dieses Wissen dauerhaft zu nutzen, um auch über die zwölf Wochen hinaus gesunde Verhaltensweisen zu verinnerlichen.

WIE FIT BIN ICH?

Training ist nur gut, wenn es zu uns passt. Bevor Sie also an der körperlichen Leistungsfähigkeit arbeiten, sollten Sie Ihre körperliche Fitness kennen. Mit den Selbsttests finden Sie den richtigen Einstieg ins Programm.

———————

Unsere Fitness ist enorm bedeutsam für unsere Leistungsfähigkeit und auch für unsere Gesundheit. Menschen, die ihr Leben lang trainieren, haben gegenüber Untrainierten im Laufe der Lebensspanne einen zunehmenden Vorteil bei der körperlichen Leistungsfähigkeit. Doch ob trainiert oder nicht – es ist immer von Vorteil, den eigenen Fitnesszustand zu kennen und objektiv zu bewerten.

Vielleicht hat man das Gefühl, viel an der frischen Luft zu sein und durch die viele Arbeit in Haus und Garten auch ausreichend körperliche Impulse einzustreuen. Andere gehen viermal in der Woche laufen und machen noch Yoga dazu. Fit, würde man meinen. Und doch kann es sein, dass andere Bausteine unserer körperlichen Leistungsfähigkeit trotz aller Bewegung zu kurz kommen und im Laufe der Zeit verkümmern. Wer also seine Aktivität steigern und seine körperliche Fitness verbessern möchte, sollte am besten zunächst einmal einen möglichst objektiven Blick für den Stand der Dinge bekommen.

Testen Sie Ihre Fitness

Man muss sich auch immer die Frage stellen: Fit wozu? Wer einen Marathonlauf erfolgreich absolvieren will, benötigt eine andere Fitness als jemand, der beim Treppensteigen nicht mehr so außer Atem kommen möchte. Auf den folgenden Seiten bieten wir Ihnen zwei kompakte Tests an, die auf wissenschaftlichen

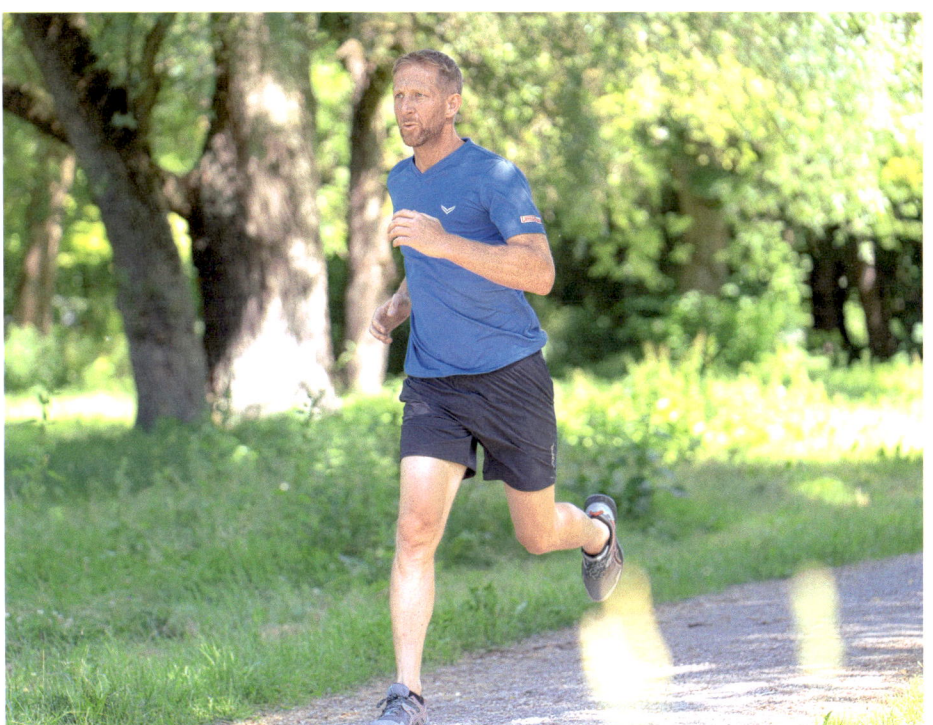

Erkenntnissen beruhen und dennoch bestens zu Ihrem persönlichen Leben passen. Es geht für Sie darum, die passende Ausgangsbasis für das langfristige Verbessern Ihrer Fitness zu finden.

Es bringt, einfach gesagt, sehr wenig, wenn Sie sich direkt ein großes Ziel wie einen 10-Kilometer-Lauf vornehmen – ohne vorher einmal Ihren tatsächlichen körperlichen Zustand getestet zu haben. Dieser sogenannte Ist-Zustand lässt sich mit den vorgeschlagenen Tests sehr einfach und objektiv erfassen. Sie müssen nur die angegebenen Übungen ausführen und sehen dann sehr schnell, wie es um Ihre Leistungsfähigkeit steht.

Die Tests zusammen bieten Ihnen zudem einen ganz wichtigen Service: Wenn Sie Ihre Punktzahl vor dem Start in unser 12-Wochen-Programm nach den ersten 14 Tagen einmal mit dem neuen Wert vergleichen, bekommen Sie sofort einen Eindruck davon, wie schnell sich körperliche Fitness verbessern lässt.

Die Verlaufskontrolle, also das Erkennen von Fortschritten und weiter bestehenden Schwachpunkten, kann enorm weiterhelfen und uns wirklich motivieren. Wir sehen, was passiert. Erst spüren wir die Erschöpfung nach dem Krafttraining, ein paar Tage später merken wir, dass uns die Dinge leichter fallen. So ist unser Vorschlag, dass Sie im Verlauf des Programms immer wieder einen Abgleich machen: Wo stehen Sie im Vergleich zum Tag null – und wo landen Sie nach 84 Tagen?

SELBSTTEST: WIE FIT BIN ICH?

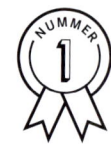

NUMMER 1

So geht's:

Lesen Sie jede Aussage durch und vergeben Sie nach Ihrer persönlichen Einschätzung 1 bis 5 Punkte.

Ich könnte diese Tätigkeit nicht	**1 Punkt**
Ich hätte große Probleme	**2 Punkte**
Ich hätte mäßige Probleme	**3 Punkte**
Ich hätte leichte Probleme	**4 Punkte**
Ich hätte keine Probleme	**5 Punkte**

Auswertung Ihrer Punktezahl:

Addieren Sie alle Punkte und ermitteln Sie Ihren Fitnesswert. Die Bewertung nach Alter und Geschlecht finden Sie unten in der Tabelle.

Auswertungskategorien:

Nicht ausreichend	**Level 1** (Einsteiger)
Schon super	**Level 2** (Aktive)
Spitzenklasse	**Level 3** (Könner)

KRAFT

Ich könnte …
- einen schweren Einkaufskorb (acht Kilogramm) über mehrere Etagen tragen
- eine volle Bierkiste aus dem Keller hochtragen
- aus der Rückenlage ohne Hilfe der Arme den Oberkörper aufrichten
- einen schweren Koffer über Kopfhöhe heben (etwa im Zug auf die Gepäckablage)
- zwei schwere Koffer über mehrere Etagen tragen

BEWEGLICHKEIT

Ich könnte …
- auf einem Stuhl sitzend mit den Händen den Boden erreichen
- im Stehen Schuhe binden
- mit der Hand von unten das Schulterblatt (über den Rücken) erreichen
- im Stand bei gestreckten Knien mit den Händen den Boden erreichen
- im Stand mit der Stirn die gestreckten Knie berühren

AUSDAUER

Ich könnte …
- mehrere Treppen hochgehen, ohne auszuruhen
- 2 Kilometer schnell gehen (walken), ohne auszuruhen
- 1 Kilometer ohne Pause joggen
- 30 Minuten ohne Pause joggen (ca. 5 Kilometer)
- 1 Stunde ohne Pause joggen (ca. 10 Kilometer)

KOORDINATION

Ich könnte …
- auf einem Bein stehen, ohne mich festzuhalten (mindestens 15 Sekunden)
- einen Purzelbaum machen
- im schnellen Gehen einen Ball prellen (wie beim Basketball)
- mit Abstützen über einen 1 Meter hohen Zaun springen
- mit Salto vom Einmeterbrett springen

FRAUEN

>40 Jahre	5–62	63–71	72–80	81–88	89–100
40–60 Jahre	5–48	49–60	61–69	70–77	78–100
>60 Jahre	5–28	29–41	42–51	52+60	61–100
Ihre Fitness ist:	hmm …	so lala	gut	schon super!	Spitzenklasse!

MÄNNER

>40 Jahre	5–62	63–72	73–82	83–90	91–100
40–60 Jahre	5–51	52–61	62–71	72–82	83–100
>60 Jahre	5–29	30–41	42–53	54–64	65–100
Ihre Fitness ist:	hmm …	so lala	gut	schon super!	Spitzenklasse!

Quelle: © Prof. Dr. Klaus Bös, Karlsruher Institut für Technologie, www.walking.de

DIE SACHE MIT DEM BMI

Was sagt das Gewicht über
die Gesundheit aussagt

Während die körperliche Leistungsfähigkeit sich gut auf schnelle und recht einfache Weise objektiv messen lässt ist das beim Körpergewicht schon etwas komplexer. Es gibt nicht die eine aussagekräftige Messung, die Ihnen sagt, ob Ihr Gewicht noch im Rahmen ist oder Sie zum Beispiel an Ihrer Ernährung feilen sollten. Eine allgemein eingeführte Messgröße, um den eigenen Körperstatus einzuschätzen, ist der Body-Mass-Index (BMI), also ein Größe zur Bestimmung der Masse im Verhältnis zu den Körperdimensionen.

Der BMI bietet die einfache Verbindung aus Körpergröße und Gewicht und schätzt nach dem Körpergewicht. Auf diese Weise können Sie schnell erfassen, ob Sie normalgewichtig sind, starkes Übergewicht haben oder gar zur Unterernährung tendieren.

Der BMI wird folgendermaßen berechnet:

$$BMI = \frac{\text{Körpergewicht in kg}}{(\text{Körpergröße in m})^2}$$

Als Faustregel gilt, dass ein BMI zwischen 18,5 und 24,9 dem Normalgewicht entspricht. Ein Wert ab 25 bis 26,9 bedeutet leichtes Übergewicht, ein Ergebnis zwischen 27 und 29,9 ist Übergewicht und oberhalb von 30 spricht man von starkem Übergewicht oder Adipositas.

Das Problem am BMI: Er ist ein reines Volumenmaß. Er berücksichtigt weder Alter, Geschlecht, Muskelmasse noch die Verteilung von Körperfett. Wer beispielsweise sehr muskulös ist, wiegt mehr als ein untrainierter Mensch. Muskeln wiegen mehr als Fett. Insofern sollten Sie sich nicht zu schnell beunruhigen lassen, wenn Ihr BMI etwas über die Norm rutscht. Aktive Menschen mit höherem Gewicht können durchaus gesund leben. Auch mit einem BMI zwischen 25 und 30 ist es möglich, dank Fitness und gesunder Ernährung langfristig in guter Form zu bleiben.

WAS IST FITNESS?

Fitness hat viele Bedeutungen. Im Alltag bedeutet die Frage „Fühlst du dich fit?" etwas anderes als vor einem sportlichen Wettkampf. Fitness sollte nach dem Zweck unterschieden werden: Fit für was? Es kann um die spezielle körperliche Fitness gehen oder um die globale Fitness im Sinne von Gesundheit. Die körperliche Fitness setzt sich aus den Bausteinen Ausdauer, Kraft, Schnelligkeit, Beweglichkeit und Koordination zusammen. Häufig zählen zur Fitness auch die Körperhaltung sowie die konstitutionelle Verfassung.

WALKINGTEST: WIE FIT BIN ICH?

So geht's:

Eine **2-Kilometer-Strecke** so schnell wie möglich walken. Sie dürfen notfalls anhalten oder langsamer gehen, wenn Sie das Anfangstempo nicht durchhalten können. Joggen ist nicht erlaubt.

1. 200 bis 300 Meter Aufwärm-Walken, um die optimale Geschwindigkeit zu finden.

2. Zwei Kilometer walken, so schnell wie möglich, jedoch ohne Überanstrengung.

Medizinischer Hinweis:

Den Test sollten Sie nur dann durchführen, wenn Sie sich fit und gesund fühlen. Kreuzen Sie in der Spalte für Ihre Altersgruppe Ihre Walking-Zeit an.

Eine differenzierte Auswertung Ihrer Werte und wertvolle Hinweise fürs Training liefert unsere App „Walking Test" (siehe unten).

Alter	MÄNNER Walking-Zeit (min: sec)	FRAUEN Walking-Zeit (min: sec)	IHR WERT >	=	<
20 – 40 Jahre	14:15 – 15:45	16:00 – 17:30			
40 – 60 Jahre	15:15 – 16:45	16:30 – 18:00			
>60 Jahre	16:45 – 18:15	17:15 – 18:45			

Auswertungskategorien:

Gehzeit **LANGSAMER** als vorgegeben	**Unterdurchschnittliche Leistungsfähigkeit** **Hinweis:** Offenbar ist der Walkingtest noch sehr anspruchsvoll für Sie. Gar kein Problem, Ihre Leistungsfähigkeit können Sie leicht steigern. Sie sollten behutsam und langsam ins Ausdauertraining einsteigen.
Gehzeit **SCHNELLER** als vorgegeben	**Gute Leistungsfähigkeit** **Hinweis:** Es könnte sein, dass Sie von dem Test unterfordert waren. Wir empfehlen dann, einen anspruchsvolleren Test, wie zum Beispiel den Cooper-Test, zu absolvieren. Dabei geht es darum, in zwölf Minuten eine möglichst lange Strecke zu laufen.
Meine Kategorie	

So funktioniert die App:

Herunterladen und die Werte auf dem Smartphone eingeben. Die App „Apotheken Umschau Walking Test" ist kostenfrei im App Store und im Google Play Store verfügbar.

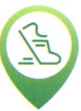

Quelle: © Prof. Dr. Klaus Bös, Karlsruher Institut für Technologie, www.walking.de

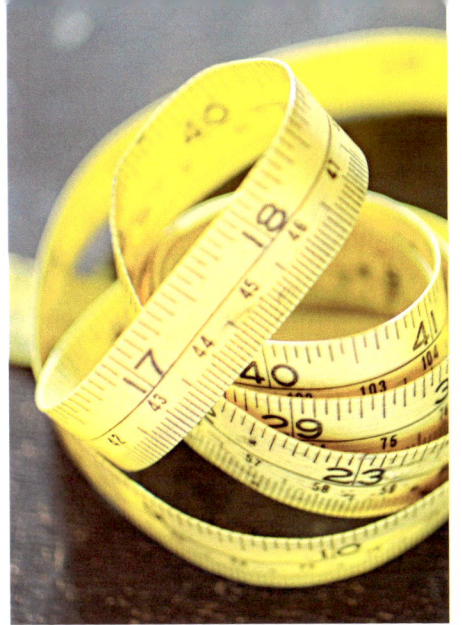

Da es in diesem Buch aber nicht vorrangig ums Abnehmen geht, sollten Sie immer einen zweiten Wert – den Bauch- beziehungsweise Taillenumfang – zum BMI betrachten. Mit diesem Wert lässt sich besser einschätzen, wo sich Körperfett befindet. Denn Studien zeigen, dass insbesondere die Fettmasse am Bauch mit gesundheitlichen Risiken und Komplikationen zusammenhängt, denn oft findet sich bei erhöhten Werten Fett auch in den Organen. Speck an Hüfte oder Oberschenkel ist weit weniger gefährlich. Das Risiko, einen Schlaganfall zu erleiden oder an Arteriosklerose zu erkranken, ist mit steigendem Bauchfett enorm erhöht.

So messen Sie richtig: Legen Sie ein Maßband auf Taillenhöhe um den Bauch. Gemessen wird in der Mitte zwischen Beckenkamm und dem untersten Rippenbogen. Atmen Sie aus und richten Sie den Blick nach vorne.

Das bedeutet der gemessene Wert: Als ideal gilt bei europäischen Frauen ein Wert von unter 80 Zentimetern, bei Männern von unter 94 Zentimetern. Adipositas liegt vor, wenn der Taillenumfang bei Frauen mindestens 88 Zentimeter, bei Männern mindestens 102 Zentimeter beträgt. Sie sehen, BMI und Taillenumfang zusammen erfassen also einen Faktor, der durchaus etwas über Ihren Ernährungszustand aussagt.

Essgewohnheiten in einem Tagebuch erfassen

Zwar etwas aufwendig, aber durchaus sinnvoll: ein Ernährungstagebuch oder Ernährungsprotokoll führen, am besten bevor Sie mit dem Programm beginnen. Dafür können Sie unsere Vorlage in der Umschlagklappe nutzen oder Sie erstellen sich eine kleine Tabelle. Am besten schreiben Sie an zwei typischen Wochentagen und einem Wochenendtag ehrlich und nur für sich selbst auf, was, wie viel davon und wann Sie essen und trinken.

Wahrscheinlich sind Sie erstaunt und werden sich zum ersten Mal bewusst, was Sie tatsächlich den lieben langen Tag so zu sich nehmen. Oft werden durch das Aufschreiben auch schon die ersten Verbesserungsansätze offensichtlich, die meist ohne großen Aufwand umgesetzt werden können. Wenn Sie tiefer gehen möchten, vergleichen Sie Ihr protokolliertes Essverhalten mit den Tipps und Empfehlungen im Programm. Wie beim Fitnesscheck können Sie natürlich auch hier Vorher und Nachher vergleichen – und sich sicher über viele kleine und manche große Veränderungen freuen!

MOTIVIERT BLEIBEN
UND DURCHHALTEN

Wer sein Verhalten langfristig positiv verändern möchte, braucht vor allem eines – Geduld. Bis aus guten Vorsätzen alltägliche Gewohnheiten werden, dauert es eine Weile. Seien Sie vorbereitet!

66 Tage. Klingt das für Sie lang oder kurz? Neuneinhalb Wochen – das mag erst mal weit weg sein von heute. Kindern kommt diese Zeitspanne einer Ewigkeit gleich, wenn sie etwa noch über zwei Monate ihrem Geburtstag entgegenfiebern oder auf die Bescherung an Weihnachten warten. Im Arbeitsleben sieht das schon anders aus: Nur noch neun Wochen bis zur Deadline eines Projektes, das mag manchen schon die Schweißperlen auf die Stirn treiben. Tatsächlich gehen 66 Tage unheimlich schnell vorbei. Vor allem, wenn sie gut gefüllt sind, scheint die Zeit regelrecht zu verfliegen.

Doch was hat es mit 66 Tagen auf sich, wenn wir von einer gesunden Lebensweise sprechen? Eine ganze Menge. Denn eine gesunde Lebensweise bedeutet, dass wir unser Verhalten verändern, neue Routinen entwickeln. Bis wir diese neuen Gewohnheiten im Alltag automatisch anwenden, dauert es in der Regel 66 Tage.

Das ist natürlich ein Durchschnittswert, aber er zeigt, in welche Richtung es geht. Die britische Psychologin Phillippa Lally fand in einer Studie diese Zeitspanne heraus, die benötigt wird, um über Verhaltensänderungen gesunde Gewohnheiten zu verankern.

Aber nichts kommt von allein. Es ist auch davon auszugehen, dass diese Zeitspanne eher eine zeitliche Untergrenze für eine nachhaltige Verhaltensänderung markiert. Erst wenn Ihre tägliche Aktivität und Ihre gesunde Ernährung für Sie so selbstverständlich geworden sind,

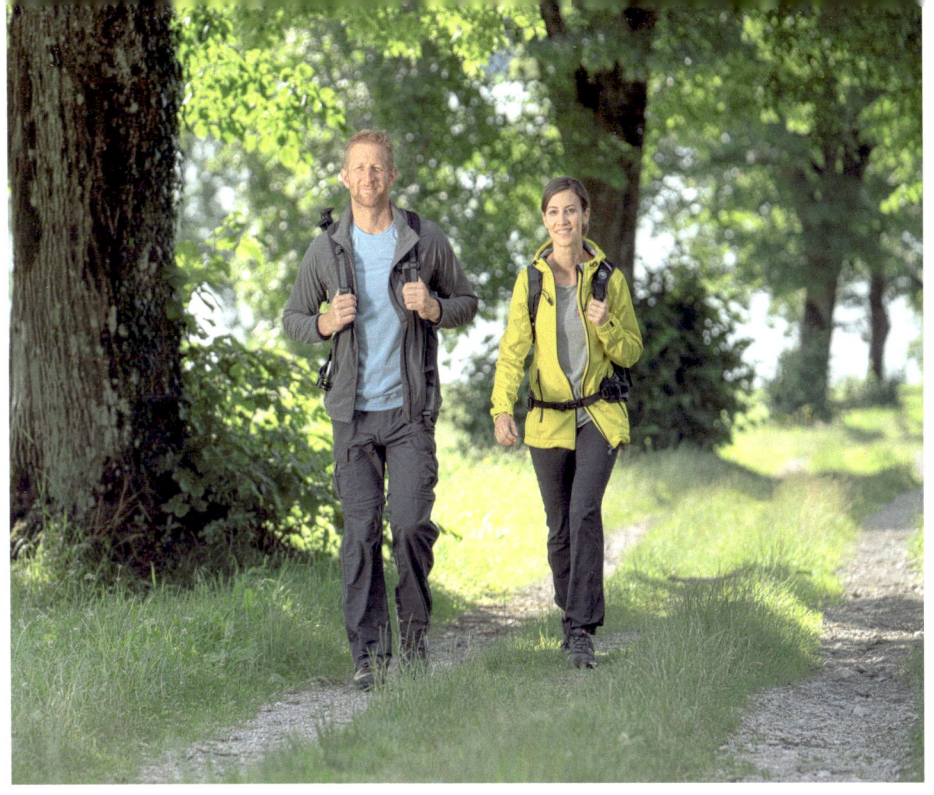

„

Auch die längste Reise
beginnt mit
dem ersten Schritt."

AUS CHINA

wie Zähneputzen, haben Sie Ihren Lebensstil erfolgreich verändert. Diese Erkenntnis kann uns sehr dabei helfen, dauerhaft
am Ball zu bleiben. So können Sie sich
selbst auch einen Ausrutscher oder einen
Rückfall besser verzeihen, indem Sie am
nächsten Tag einfach mit dem Programm
weitermachen, anstatt gleich das gesamte
Projekt aufzugeben.

Es kommt auch auf das Wie an, die Art
und Weise, wie Sie ihr Ziel formulieren.
„Ich will gesünder leben" ist ein schöner
Vorsatz. Nur so verallgemeinernd formu-
liert, werden Sie, wie die allermeisten
Menschen mindestens einmal in ihrem
Leben, scheitern. Ebenso verhält es sich
mit selbst auferlegten Verboten wie „nie
wieder Süßigkeiten". Grundsätzlich ist es
sehr viel erfolgversprechender, etwas zu
tun, als sich etwas zu verbieten – der Ein-

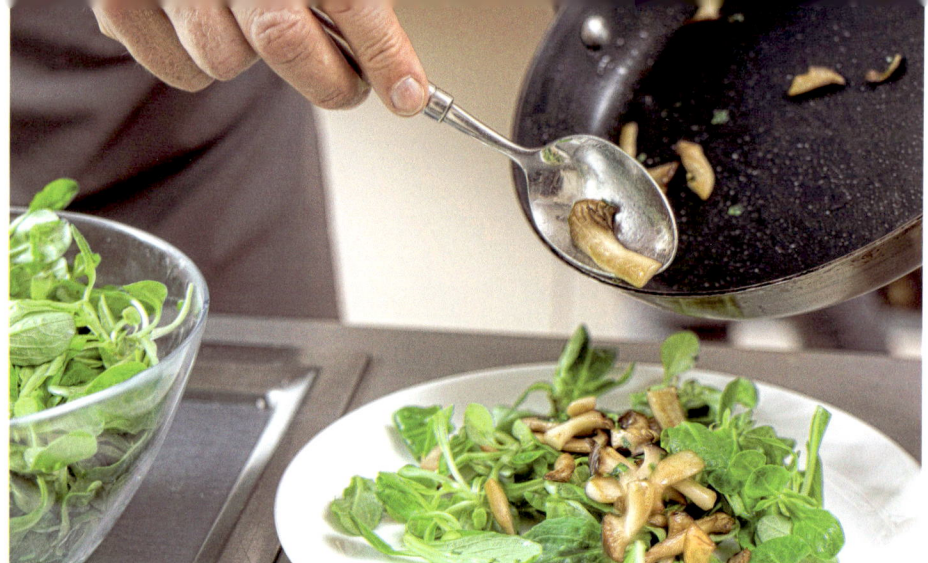

stieg in neue Gewohnheiten über Aktivitäten ist daher eine wirksame Methode, um gesünder zu werden.

Menschen sind nicht gut darin, abstrakte Ziele zu verfolgen. Aber das, was wir sofort beeinflussen können, das spüren wir stark. 66 Tage zahlen sich aus. Erst ist es mühsam, dann fällt es leichter, und irgendwann wird es zur gesunden Gewohnheit. Walter Brehm, Sportwissenschaftler an der Universität Bayreuth, hat sich viele Jahre lang mit der Motivation beschäftigt, die fürs Gelingen von Gesundheitssport entscheidend ist. Diese wiederum hängt ganz erheblich davon ab, dass die Schritte unseres Plans erreichbar sind, dass wir unseren Eingriff in unseren Lebenswandel in zeitlich überschaubarer Weise schaffen können. Viele kleine Schritte, an die wir uns möglichst gut halten, sind der Schlüssel zur Motivation.

In kleinen Schritten erfolgreich langfristige Veränderungen etablieren
So paradox es klingen mag: Wer auf lange Sicht erfolgreich sein Verhalten beeinflussen möchte, sollte sich möglichst kurzfristige, konkrete Ziele setzen. Klar können Sie ein fernes Zielbild haben, aber es ist entscheidend, dieses in kleine, beherrschbare Schritte runterzubrechen.

Diesen Ansatz verfolgen wir mit unserem Programm: Merken Sie selbst, wie Ihre Motivation steigt, weil Sie die kleinen Ziele erfolgreich meistern! Außerdem müssen wir immer beachten, dass Wollen und Können zusammenpassen. Wer sich überfordert, scheitert in den meisten Fällen. Die Motivation ist allerdings nicht nur durch unser eigenes Verhalten beeinflusst. Zwei wichtige Faktoren sollten Sie nicht vergessen: Ihre Mitmenschen und die Verhältnisse, in denen Sie Ihr Leben positiv verändern möchten.

Ihre Entschlossenheit und Ihr Durchhaltevermögen steigen, wenn Sie Gleichgesinnte finden oder Anerkennung ernten. Die Walkingrunde fällt leichter, wenn jemand Sie begleitet. Beim Kochen ist es die Familie oder die Freundin, mit der wir uns einfach gemeinsam entschließen, einmal etwas Neues auszuprobieren.

Lassen Sie sich nicht von den Muffeln in Ihrem Umfeld unterkriegen, sondern suchen Sie sich die Menschen, mit denen Sie gemeinsame Sache machen können. Zeigen Sie, dass es Ihnen wichtig ist.

Motivationshilfen fördern das Durchhaltevermögen

Das gilt auch für die räumlichen Verhältnisse. Aus Studien ist bekannt, dass eine motivierende Umgebung viel bedeutet. Das kann beispielsweise das Umfeld eines Sportvereins, eines Fitnessstudios oder eines städtischen Parks sein.

Aber es ist eben auch oft die eigene Wohnung, in der wir uns einen Platz für das Training schaffen. Es ist empfehlenswert, zu Hause in einem Raum zu trainieren, in dem wir uns ohnehin wohlfühlen. Sofern Sie Trainingsgeräte nutzen, sollten Sie diese als schönes Möbelstück ansehen. Geht es um Springseile, Hanteln oder Matten, dann sollten diese immer nah, aber durchaus verstaut sein. Und: Beschaffen Sie sich Unterhaltung. Schauen Sie während des Trainings Ihre Lieblingsserie, hören Sie Musik oder einen Podcast – das macht die 20 bis 30 Minuten Training gleich viel angenehmer.

Außerdem können Sie „Motivationsanker" in Ihrer Wohnung verteilen – vielleicht sind das Zettel, Aufkleber oder Postkarten, die Sie an Ihre Ziele erinnern und aufmuntern. Oder es sind kleine Dinge, die Sie motivieren, wenn Sie sie anschauen: weil Sie sie an Positives erinnern und gute Laune machen.

All diese Erkenntnisse lassen sich übrigens auch auf Ihre Küche übertragen: Wenn Sie Spaß am gesunden Essen haben möchten, sollten Sie sich auch an dem Ort wohlfühlen, wo Sie es zubereiten. Musik, Licht, Ordnung – investieren Sie ein bisschen Zeit, damit Sie sich auf Dauer gern in der Küche aufhalten.

Holen Sie sich Motivation von Ihren Tischgenossen! Das ist manchmal gar nicht so einfach, vor allem wenn die Menschen um Sie herum nicht aufgeschlossen sind. In dem Fall bitten Sie sie, wenigstens auf negative Kommentare zu verzichten. Auch können Sie sich externe Unterstützer suchen, etwa im Freundeskreis. Berichten Sie außerdem über Ihre Erfolge, dann nehmen Sie andere Menschen mit!

Es geht in Stufen voran, das ist wichtig. Machen Sie sich Mut, schaffen Sie sich Verbündete und überlegen Sie sich, wie Sie im Alltag auf dem Weg voranschreiten können. Denn Sie wollen es ja auf Dauer tun – 66 Tage sind nur der Anfang.

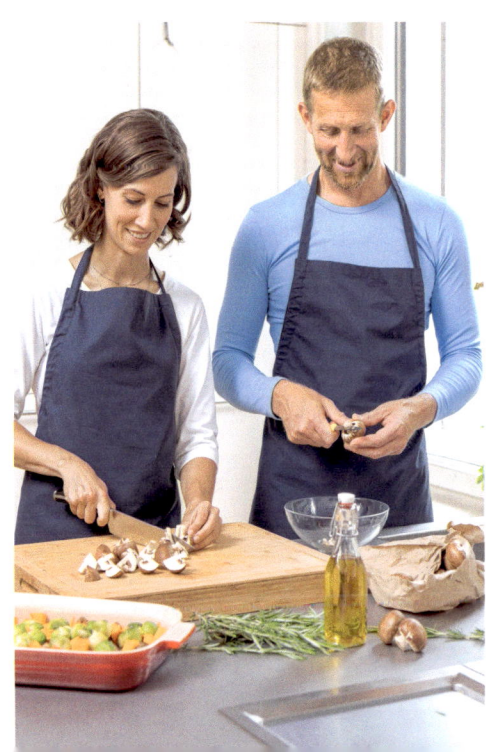

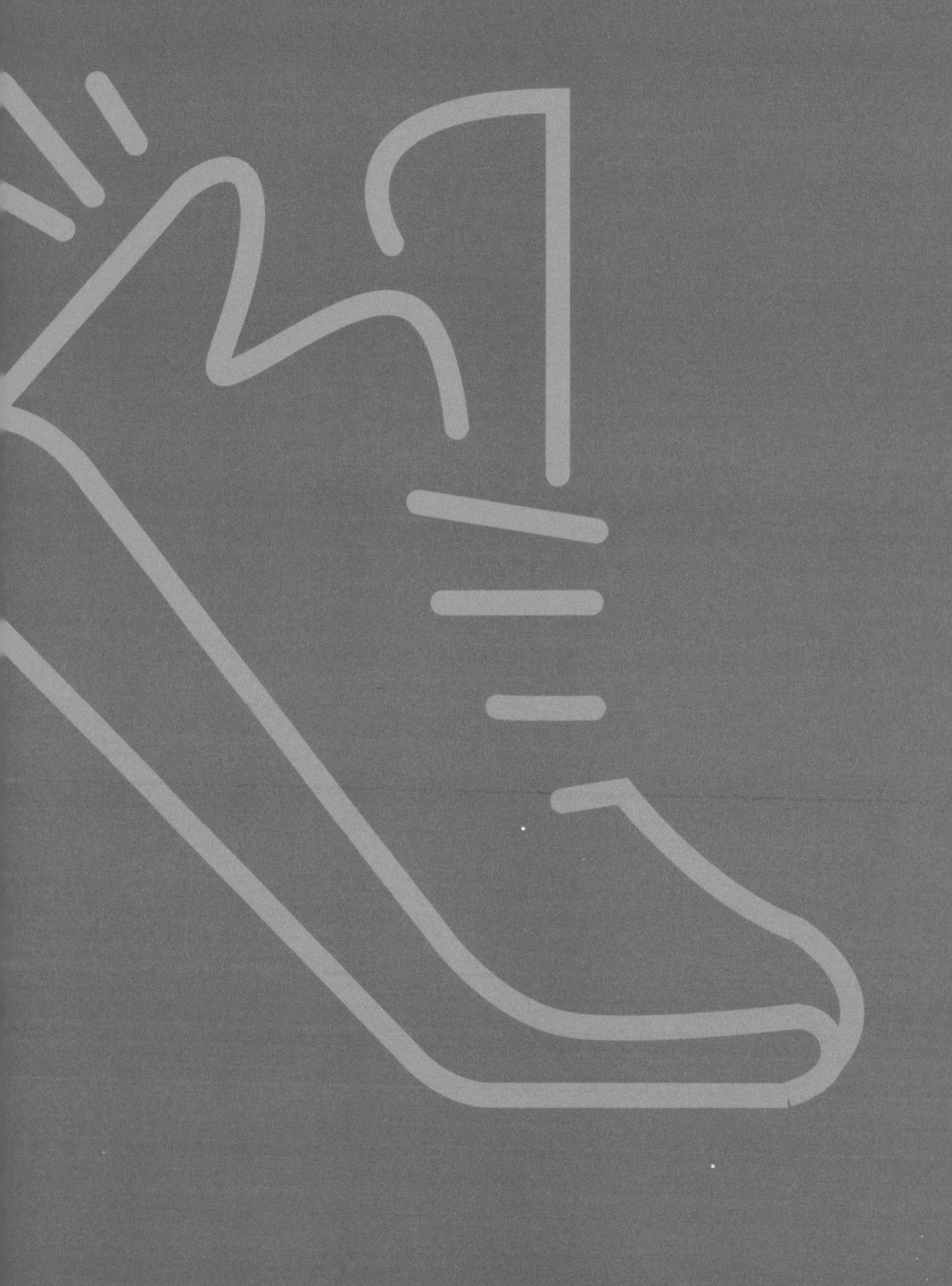

AKTIV WERDEN

SO FUNKTIONIERT
DER 12-WOCHEN-PLAN

Jetzt haben Sie schon viel über die Grundlagen einer gesunden Ernährung und körperlichen Fitness erfahren oder gelesen. Nun geht es an die Umsetzung – mit unserem speziell entwickelten Pogramm, das Sie Ihrem Ziel Woche für Woche näher bringt.

———————

Dieses Buch macht Ihnen das Leben leicht. Wir bieten Ihnen für die kommenden drei Monate einen kompakten Plan, den Sie Schritt für Schritt absolvieren. So ist es ganz einfach, einzusteigen und dabeizubleiben.

Dabei arbeiten wir in Intervallen von jeweils zwei Wochen. Das ist sinnvoll, um neues Wissen mit neuen Verhaltensweisen zu verknüpfen und Routinen einzuüben. So haben wir in diesem Buch sechs Praxiskapitel, die auf den folgenden Seiten beginnen. Jedes dieser Kapitel ist also 14 Tage lang für Sie aktuell.

Wir leiten die Kapitel mit wertvollem Wissen zu körperlicher Fitness, gesunder Ernährung und allgemeinem Wohlbefinden ein. Die Schwerpunkte dieser Kapitel sind so gelegt, dass Sie auf verständliche Weise das Wichtigste über Fitness und eine gesunde Ernährungsweise lernen – und auch mithilfe unserer Verknüpfungen erkennen, wie sehr das eine mit dem anderen zusammenhängt. Wir liefern Ihnen passend zum jeweiligen Fitnessschwerpunkt wichtige Fakten zu Lebensmitteln und Essverhalten.

Allerdings werden Sie bei uns keine Zauberformel finden, um durch sogenannte Superfoods Ihre Muskeln magisch wachsen zu sehen. Vielmehr geht es hier um einen ganz leicht zugänglichen Ansatz: Wir verstehen, welche grundlegenden Elemente uns dabei helfen, ein gesundes Leben zu führen. In den einzelnen Kapiteln bieten wir Ihnen einen jeweils auf 14 Tage ausgelegten

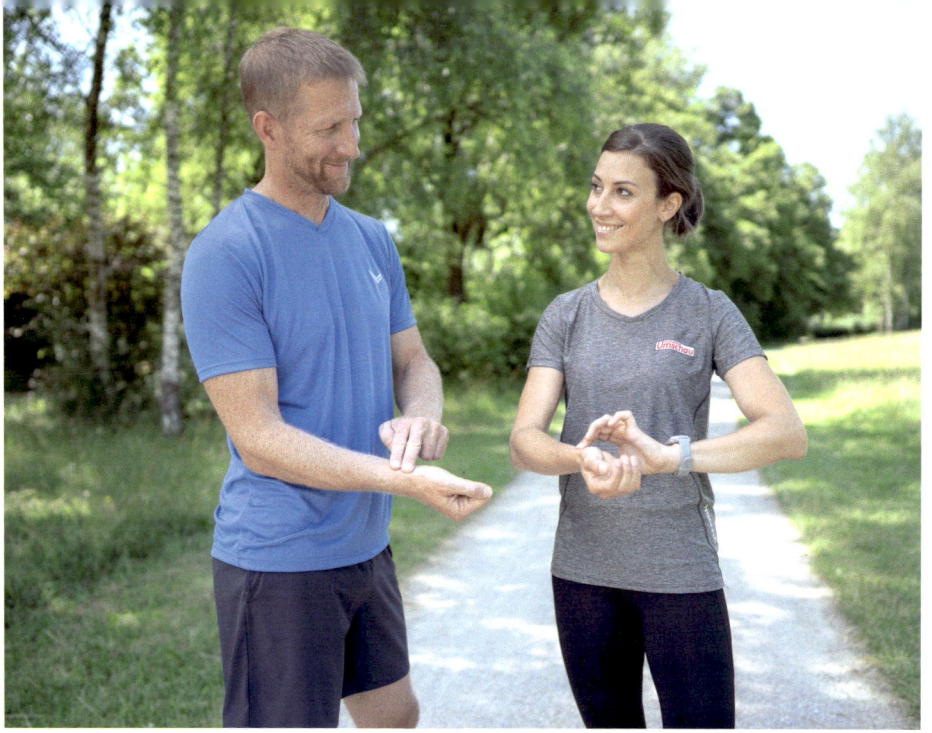

Trainingsplan. Diesen unterteilen wir in Indoor- und Outdoor-Übungen.

Mit „Indoor" meinen wir die Programmteile, bei denen wir uns im Normalfall zu Hause kräftigen, dehnen und entspannen – die „Outdoor"-Teile hingegen dienen vor allem der Bewegung und Ausdauer. Klassischerweise gehen wir draußen joggen, aber heute ist das auch auf dem Indoor-Laufband möglich – daher sind die Begriffe nicht verbindlich. Wenn Sie gern im Park Liegestütze machen, dürfen Sie das „Indoor"-Programm natürlich auch im Freien absolvieren.

Das Training basiert auf Ihrer getesteten Fitness. Sie haben die Selbsttests von Seite 18 und 20 noch nicht gemacht? Dann ist jetzt ein guter Zeitpunkt, sie durchzuführen und mit dem Training zu beginnen. Im Programm bieten wir die Übungen in drei Schwierigkeitsgraden an. Überprüfen Sie auch nach jedem Intervall Ihren Fitnessstand, um die Stufe individuell an Ihr Leistungsvermögen anzupassen.

Neben dem Trainingsprogramm geben wir außerdem Hinweise zu Rezepten ab Seite 104, die gut zu der jeweiligen Stufe im Programm passen. Dies sind Vorschläge, die exemplarisch für Sie Inspiration bieten sollen. Wir verzichten bewusst auf einen kleinteiligen Ernährungsplan, weil dies nicht zu einem alltagstauglichen Einstieg passen würde. Wenn Sie aber Spaß an der gesunden Lebensweise entdecken, werden Sie in diesem Buch sicher viele Rezepte finden, die Ihrem Körper jeden Tag wichtige Nährstoffe und Vitamine liefern, leicht zuzubereiten sind und einfach lecker schmecken.

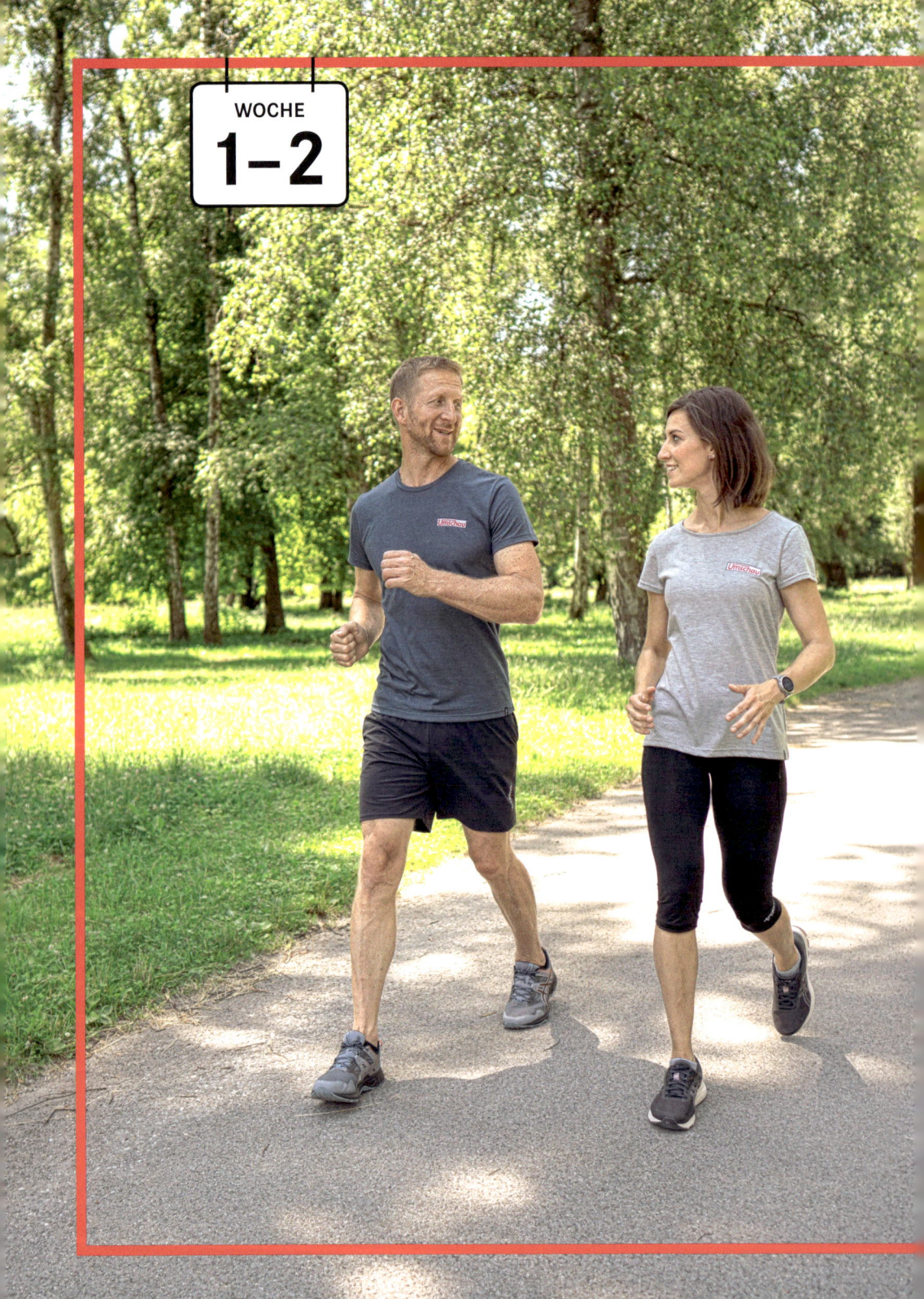

WOCHE
1–2

JETZT GEHT'S LOS!

TAG 1 / TAG 8	TAG 2 / TAG 9	TAG 3 / TAG 10	TAG 4 / TAG 11	TAG 5 / TAG 12	TAG 6 / TAG 13	TAG 7 / TAG 14
INDOOR Schwerpunkt Kraft ca. 20 Min.	OUTDOOR Schwerpunkt Ausdauer ca. 30 Min.	RUHETAG	INDOOR Schwerpunkt Kraft ca. 20 Min.	OUTDOOR Schwerpunkt Ausdauer ca. 30 Min.	FREIE WAHL „Lieblings-programm" mind. 20 Min.	FREIE WAHL mind. 20 Min.
1. Warm-up 2. Hauptteil: Kraft, optional Ausdauer 3. Cool-down	1. Warm-up 2. Hauptteil: Ausdauer, optional Kraft 3. Cool-down		1. Warm-up 2. Hauptteil: Kraft, optional Ausdauer 3. Cool-down	1. Warm-up 2. Hauptteil: Ausdauer, optional Kraft 3. Cool-down	Freie Wahl: Wandern, Spazierengehen, Radfahren, Schwimmen, Nordic Walking	Übungen wie z.B. an Tag 6 / 13

Ernährungsaufgabe: Das Getränk der Wahl ist Wasser.

DIE GRUNDLAGEN IHRER FITNESS UND GESUNDEN ERNÄHRUNG

Jetzt geht es an die Basics: Sie werden Muskeln fordern, die seit Langem nicht mehr gereizt wurden. Sie erfahren mehr über einen wichtigen Nährstoff, der für die mentale und körperliche Fitness sehr wertvoll ist.

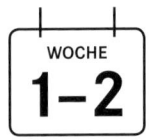

WOCHE
1–2

Jetzt ist Tag eins von 12 Wochen. So lange dauert das Programm, das wir Ihnen in diesem Buch zusammengestellt haben. Sie werden die Wirkung bald spüren, aber Sie sollten sich auch darauf gefasst machen, dass es keine Wunder gibt im Zusammenhang mit Sport und Ernährung. Alles ist gut erklärbar, alles hat Gründe und lässt sich durchschauen. Das bedeutet: Wir können lernen und verstehen, wie unser Verhalten unsere Fitness und unsere Gesundheit beeinflusst. Das alles folgt Gesetzmäßigkeiten, und wenn wir sie durchschauen, werden wir uns handlungsfähig fühlen im Zusammenhang mit körperlichen Schwächen und unserem Gewicht.

Bevor Sie jetzt richtig loslegen, sollten Sie sich jedoch Folgendes bewusst machen: Es ist sehr unwahrscheinlich, dass Sie durch Sporttreiben rasch abnehmen werden. Für zahlreiche Menschen ist der Wunsch nach Gewichtsverlust einer der wichtigsten Motivatoren, um in Fitnessprogramme einzusteigen. Aber es wäre falsch, allzu große Hoffnungen zu wecken: Wir werden gesünder durch sportliche Betätigung, wir werden uns besser fühlen und messbar fitter sein – aber leichter werden wir nicht unbedingt. Zumindest nicht so schnell.

Durch regelmäßiges Training erhöht sich die Muskelmasse Ihres Körpers. Muskeln wiegen mehr als Fettmasse, und so könnte die Waage zunächst einmal ein höheres Gewicht anzeigen, wenn Sie ins Training ein-

WARM-UP

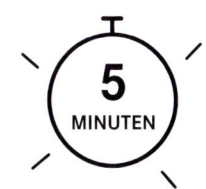

5 MINUTEN

ZIEL: Kreislauf auf Trab bringen,
Koordination stärken, mobilisieren

Ausgangsposition: hüftbreiter, aufrechter Stand. Jede Übung etwa
1 Minute lang durchführen. 15 Wiederholungen pro Seite bzw. Richtung.

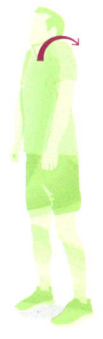

SCHULTERN KREISEN

Schultern langsam
nach hinten kreisen.
Arme hängen locker
neben dem Körper.

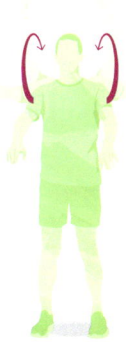

ARME KREISEN

a Beide Arme nacheinander
vorwärtskreisen – wie beim
Kraulschwimmen.
b Beide Arme rückwärtskreisen
– wie beim Rückenschwimmen.
c Gleichzeitig einen Arm
vorwärts- und einen rückwärtskreisen.

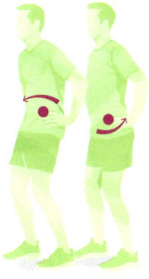

BECKEN KIPPEN

Arme auf dem Becken-
kamm ablegen, Knie leicht
beugen. Nun das Becken
vor- und zurückkippen:
Im Wechsel leicht
ins Hohlkreuz und in
den Rundrücken gehen.

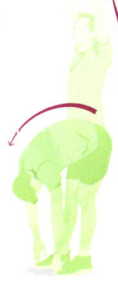

RUMPF BEUGEN UND STRECKEN

Mit leicht gebeugten Knien
den Oberkörper langsam und
kontrolliert Wirbel für Wirbel
so weit wie möglich nach
unten einrollen.
Dann wieder langsam auf-
rollen und die Arme über den
Kopf strecken.

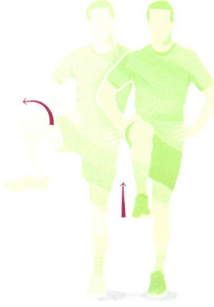

BEINE AUSWÄRTSKREISEN

Ein Knie heben und nach
außen kreisen. Erhöhen Sie
langsam das Bewegungstempo.
Dann Beinwechsel. Unsicher?
Mit einer Hand festhalten!

steigen. Überhaupt brauchen wir viel Geduld, um durch körperliche Aktivität gespeicherte Energie, das ist ja unser Körperfett, loszuwerden.

Vergessen Sie, was Sie sonst so an Diätversprechen hören: Es handelt sich zunächst einmal um Physik. Ein Kilogramm Fett speichert etwa 9.000 Kilokalorien – das ist mehr als viermal so viel, wie die meisten Erwachsenen am Tag essen sollten. Um also ein Kilogramm Fett loszuwerden, müssten Sie etwa 30 Stunden walken oder 15 Stunden joggen – ohne zu essen. Klingt nicht gesund und ist es auch nicht.

Dieser Plan und Ihre neuen Gewohnheiten verändern Ihr Leben maßgeblich, aber nicht schlagartig. Sie bauen Muskeln auf verträgliche Weise auf, Sie lernen alltagstaugliche Strategien kennen, wie Sie Ihre Ernährung ausgewogen gestalten können. Sie reduzieren damit wahrscheinlich die Aufnahme von Kalorien und verbessern Ihren Stoffwechsel und dürfen sich trotzdem genussvoll satt essen. So verbrennt Ihr Körper dank seiner aktivierten Muskulatur mehr Energie, auch im Ruhemodus. Und Sie können, ganz entspannt, gesunde Rezepte genießen.

ENERGIE-BALANCE

Für ein erfolgreiches Körpermanagement ist die ausgewogene Bilanz von Energieaufnahme (Ernährung) und Energieverbrauch (Bewegung) wichtig. Zusätzlich zum individuellen Grundumsatz ist der Energieverbrauch durch körperlicher Aktivität wichtig – hier sollten 800 bis 2.000 kcal pro Woche erreicht werden. Stark vereinfacht: Bei leichter Tätigkeit (Spazierengehen) verbrauchen wir etwa 4 kcal pro Minute, bei moderater Anstrengung (Walking) 6,5 kcal und bei anstrengender Aktivität 9-10 kcal/Minute. Zwei Stunden Walking pro Woche ergeben also das Aktivitätsminimum von 800 kcal/Woche, 2.000 kcal erreicht man mit täglich 45–60 Minuten Walking.

DIE PFEILER DER FITNESS
Wer differenziert trainiert, gewinnt dauerhaft

Fitness ist nicht gleich Fitness. Es gibt sehr sportliche Menschen, die stundenlang auf dem Fahrrad fahren, aber einen Wasserkasten nicht eine Etage hochtragen können. Häufig sind selbst die aktiven Menschen nur in einem körperlichen Segment gut ausgebildet, vergessen aber wichtige Ausgleichsübungen. Es ist daher wichtig, die Elemente der körperlichen Fitness zu kennen und im Idealfall an jedem Baustein zumindest mehr oder weniger gleichwertig anzusetzen. Genau das tut dieses Trainingsprogramm.

KRÄFTIGUNG

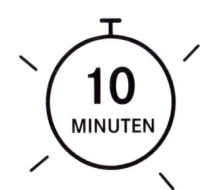

10 MINUTEN

Als Orientierung für die Belastungsdauer gilt:
LEVEL 1: 10–15 Wiederholungen
LEVEL 2: 15–20 Wiederholungen
LEVEL 3: mind. 20 Wiederholungen
Jeweils 2 Durchgänge

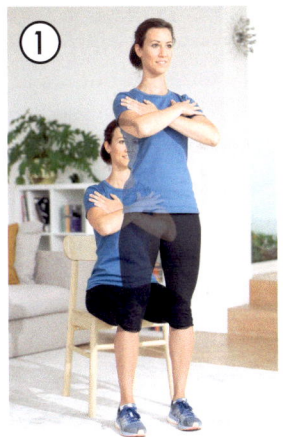

①

KNIEBEUGE

Für die Bein- und Gesäßmuskulatur
LEVEL 1: Aufrecht auf das vordere Drittel eines Stuhls setzen, Beine hüftbreit, Arme verschränkt. Ohne Armeinsatz aufstehen, wieder hinsetzen.

LEVEL 2: Kniebeugen aus dem Stand, dazwischen 2 Sekunden Pause im Stehen, Arme vor dem Körper ausstrecken.
Tipp: Das Gesäß weit nach hinten unten führen, Fersen bleiben am Boden, Rücken bleibt gerade.

LEVEL 3: Wie Level 2, aber ohne Pause.

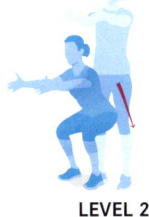

LEVEL 2

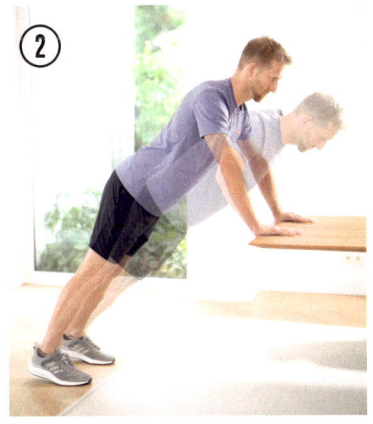

②

LIEGESTÜTZ

Für die Arm-, Schulter-, Rumpfmuskulatur
Hände schulterbreit auf Höhe der Schultern aufstellen, Ellbogen beugen. Der Körper bildet eine Linie bis zu den Füßen (Level 1, Level 3) bzw. bis zu den Knien (Level 2).

LEVEL 1: An einer Tischkante
LEVEL 2: Am Boden auf Knien
LEVEL 3: Am Boden auf Fußspitzen

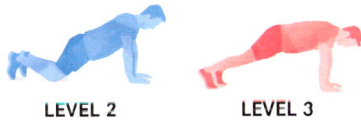

LEVEL 2   **LEVEL 3**

AUSDAUER Die Ausdauerleistung ist ein Kernelement des gesunden Menschen – denn wer seine Ausdauer trainiert, stärkt sein Kreislaufsystem. Wer beim Walken, Joggen oder Radfahren längere Zeit mäßig intensiv trainiert, stärkt auf diese Weise sein Herz. Dieser zentrale Muskel wiederum schafft es, mehr Sauerstoff und Nährstoffe in die Muskeln zu transportieren. So lassen sich körperliche Leistungen länger durchhalten.

KRAFT Gut trainerte Muskeln sind in der Lage, viel Kraft zu erzeugen. Wer regelmäßig trainiert, baut seine Muskulatur weiter auf. In den Muskelzellen wächst die Zahl der sogenannten Zellkraftwerke. Wer seine Muskulatur dazu gezielt trainiert, erreicht eine verbesserte Sauerstoffversorung im Bewegungsapparat. So lassen sich Belastungen länger standhalten, mehr Kraft aufbauen und auch Verletzungen durch einen guten Muskelapparat vermeiden.

KOORDINATION Unter Koordination versteht man das optimale Zusammenspiel von Muskulatur und Bewegungsapparat. Wer seine aufgebaute Kraft und seine verbesserte Koordination nutzen möchte, profitiert gerade auch von gesteigerter Koordination. Hierbei geht es darum, Bewegungsabläufe einzustudieren und motorisch sauber auszuführen. Diese Tätigkeit regt vor allem das Gehirn und die Nervenverbindungen an, das die Zusammenarbeit der Gliedmaßen geschmeidig werden lässt. Eine gute Koordination erleichtert den Alltag und beugt Stürzen oder Verletzungen vor.

BEWEGLICHKEIT Ob etwas hinter das Sofa fällt oder wir noch schnell in eine Bahn hüpfen wollen: Beweglichkeit ist in vielen Lebensbereichen vorteilhaft. Wer seinen Körper regelmäßig dehnt, kommt leichter in Positionen mit großer Bewegungsreichweite. Die Beweglichkeit ist wichtig fürs tägliche Wohlfühlen – denken Sie nur ans Schuhezubinden –und lässt sich mit gezielten Übungen für Gelenke, Bänder und Sehnen Stück für Stück verbessern.

ENTSPANNUNG Erholung und Entspannung sind so wichtig wie die körperliche Aktivität selbst. Wer seine Fitness steigert, sollte sich nicht unter Stress setzen – sondern von vornherein auch Entspannungstechniken lernen wie autogenes Training oder Meditation. Die Kunst des Entspannens ist für einen langfristig fitten Körper und ein gesundes Leben von größtem Wert.

DIE LEBENSGRUNDLAGE
Wasser ist wertvoll – lernen Sie, es genussvoll zu trinken

———

Wasser ist die Basis unseres Lebens. Der menschliche Körper besteht bis zu etwa 70 Prozent aus Wasser. Er braucht die Flüssigkeit, um Blut zu bilden, Energie zu transportieren, den Stoffwechsel aufrechtzuerhalten und den Organismus zu kühlen. Wenn Sie in ein aktiveres, gesünderes Leben starten möchten, stellen Sie sich eine wichtige Frage: Was trinke ich regelmäßig? Die kalorienfreie Flüssigkeit

KRÄFTIGUNG

Als Orientierung für die Belastungsdauer gilt:
LEVEL 1: 10–15 Wiederholungen
LEVEL 2: 15–20 Wiederholungen
LEVEL 3: mind. 20 Wiederholungen
Jeweils 2 Durchgänge

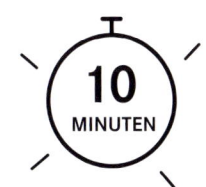

10 MINUTEN

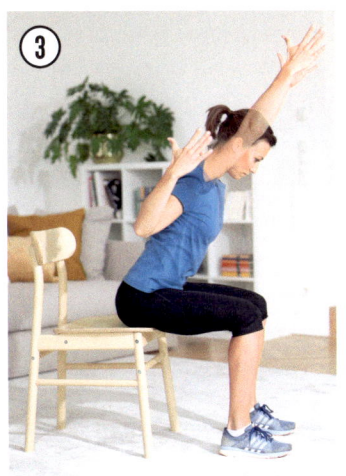

(3)

BRUSTSCHWIMMER

Für die Rückenmuskulatur

LEVEL 1: Im Sitzen den geraden Oberkörper 45 Grad nach vorn neigen, die Arme auf Ohrenhöhe in U-Position bringen. Die Arme über den Kopf strecken und zurückführen. Kopf in Verlängerung der Wirbelsäule.

LEVEL 2: Im Liegen Zehenspitzen in den Boden drücken, Knie sind in der Luft, die Arme liegen über dem Kopf ausgestreckt am Boden. Jetzt den Oberkörper im Wechsel heben, Arme dabei in U-Position bringen und wieder senken. Arme und Oberkörper dürfen 2 Sekunden am Boden abgelegt werden.

LEVEL 3: Wie Level 2 – ohne Ablegen von Oberkörper und Armen.

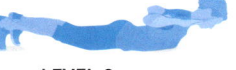

LEVEL 2

(4)

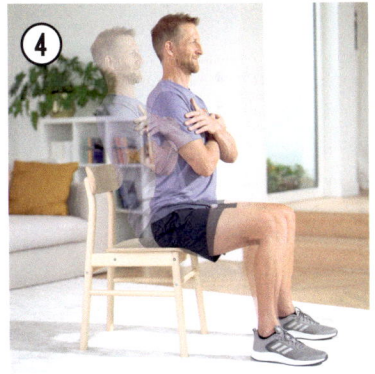

CRUNCHES

Für die Bauchmuskulatur

LEVEL 1: Im aufrechten Sitz auf dem vorderen Drittel eines Stuhls die Arme vor der Brust kreuzen. Langsam nach hinten lehnen – ohne die Rückenlehne zu berühren. Und wieder aufrichten.

LEVEL 2: In Rückenlage: Stellen Sie Ihre Beine auf, die Arme sind parallel neben dem Körper ausgestreckt, Kinn Richtung Brust. Jetzt den oberen Rücken anheben und senken, unterer Rücken und Füße bleiben am Boden. Die Hände können – wenn nötig – den Kopf zum Entlasten der Nackenmuskulatur stützen.

LEVEL 3: Wie Level 2, Arme sind vor der Brust gekreuzt.

LEVEL 2   **LEVEL 3**

bildet die Grundlage in der Ernährungspyramide (siehe Seite 15). Richtiges Trinken ist entscheidend für unsere Leistungsfähigkeit. Gerade wenn Sie mehr Sport treiben oder wieder anfangen, sportlich aktiv zu sein, müssen Sie ausreichend trinken. Wasser bleibt dabei das Getränk der ersten Wahl.

Spezielle Getränke, die für Sportler vermarktet werden, brauchen Sie nicht. Viele enthalten besondere Kohlenhydrate, was bei Ausdauerbelastung im Sport manchmal hilfreich sein kann – aber im Zuge dieses Programms reicht Wasser völlig aus, um den Motor am Laufen zu halten. Wasser pur ist Ihnen zu fade? Peppen Sie es auf, indem Sie Gurkenscheiben, Beeren oder Minze hinzugeben. Die Aromen gehen ins Wasser über, die Kalorien jedoch nicht. Auch ungesüßte Kräuter- und Früchtetees sind eine gute Idee, um die tägliche Flüssigkeitsbilanz zu erreichen.

Tabu dagegen sind Softdrinks wie Limonaden oder Colagetränke, Fruchtsäfte, Nektare sowie Fruchtsaftgetränke. Auch Saftschorlen sollen Sie möglichst selten trinken. Süße Erfrischungsgetränke machen dick und steigern das Risiko für Folgeerkrankungen wie etwa Diabetes. Auch die vermeintlichen Diätvarianten mit Süßstoffen sind keine Alternative. Vielleicht punkten sie mit null Kalorien, doch ihr süßer Geschmack weckt das Verlangen nach mehr Süße, und irgendwann können Sie der Lust nicht mehr widerstehen.

Acht Gläser je 200 Milliliter Wasser sollten Sie täglich trinken. Verteilen Sie die Menge über den ganzen Tag. Trinken Sie beispielsweise vor jedem Essen ein Glas Wasser und stellen Sie ein weiteres Glas Wasser während der Mahlzeit bereit, das Sie dann auch trinken.

Zwischendurch meldet sich der kleine Hunger? Bevor Sie jetzt zu Snacks oder Süßem greifen, trinken Sie lieber ein großes Glas Wasser. Oft verbirgt sich hinter dem Hungergefühl nur Durst. Die Signale, die unser Körper ans Gehirn sendet, sind leider dieselben und führen uns in die Irre.

WASSER MARSCH!

Täglich ausreichend zu trinken, ist elementar für alle Körperfunktionen:
- Trinken Sie mindestens 1,5 Liter Wasser oder ungesüßte Getränke am Tag.
- Verzichten Sie möglichst auf gesüßte Getränke wie Cola, Limonaden oder Saft.
- Sofern Sie gern Saft trinken: Verdünnen Sie Saft mit viel Wasser, um den Kaloriengehalt zu verringern.
- Stellen Sie Karaffen oder Gefäße mit der Getränkemenge für den ganzen Tag vorher bereit, um sich das Volumen zu visualisieren.
- Aktivieren Sie den Wecker am Smartphone, um regelmäßig ans Wassertrinken erinnert zu werden.

COOL-DOWN

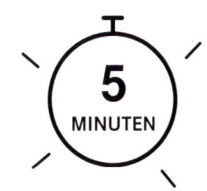

5 MINUTEN

ZIEL: dehnen und entspannen
Jede Position **20–30 SEKUNDEN** oder **3–4 ATEMZÜGE** halten.

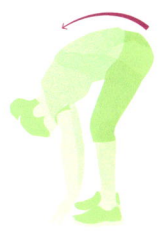

RUMPFBEUGE

Im Stand den Oberkörper so weit wie möglich nach unten abrollen, bis eine Dehnung in den Oberschenkelrückseiten spürbar ist.

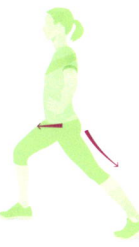

HÜFTBEUGER DEHNEN

In leicht versetzter Schrittstellung das vordere Bein beugen, das hintere bleibt gestreckt. Das Becken nach vorn schieben, sodass eine Dehnung im Hüftbeuger zu spüren ist. Dann Beinwechsel.

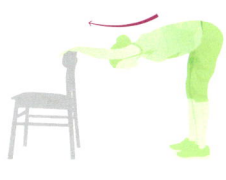

SCHULTERN & BRUST DEHNEN

Im hüftbreiten Stand die Arme schulterbreit auf eine Tisch- oder Stuhlkante legen und so nach vorn legen, bis sich der Kopf zwischen den gestreckten Armen befindet. Der Rücken bildet eine Linie mit dem Kopf.

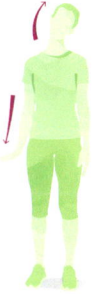

KOPF NEIGEN

Kopf behutsam zu einer Seite neigen, bis eine leichte Dehnung auf der gegenüberliegenden Seite zu spüren ist. Oberkörper bleibt aufrecht. Die Dehnung kann verstärkt werden, indem der gegenüberliegende Handrücken angezogen wird. Dann die andere Seite.

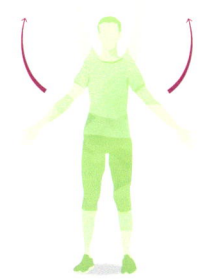

WIRBELSÄULE STRECKEN

Tief einatmen, Arme ausbreiten, über die Seiten nach oben bringen. Strecken Sie sich, während die Füße auf dem Boden bleiben. Ausatmend die Arme über die Seite wieder nach unten bewegen.

OUTDOOR-PROGRAMM

30 MINUTEN

WARM-UP: siehe Seite 33, 5 Minuten

AUSDAUER: LEVEL 1 (leicht) bis **LEVEL 2 (schwer),** 20 Minuten

WALKEN ODER LAUFEN

LEVEL 1: (Nordic) Walking
LEVEL 2: Laufen mit Gehpausen
LEVEL 3: Laufen

Die Belastung passt, wenn Sie sich während des Laufens noch unterhalten können. Ins Schwitzen dürfen Sie aber kommen. Ambitionierte bauen dazwischen noch Kräftigungsübungen (ab Seite 35) ein.

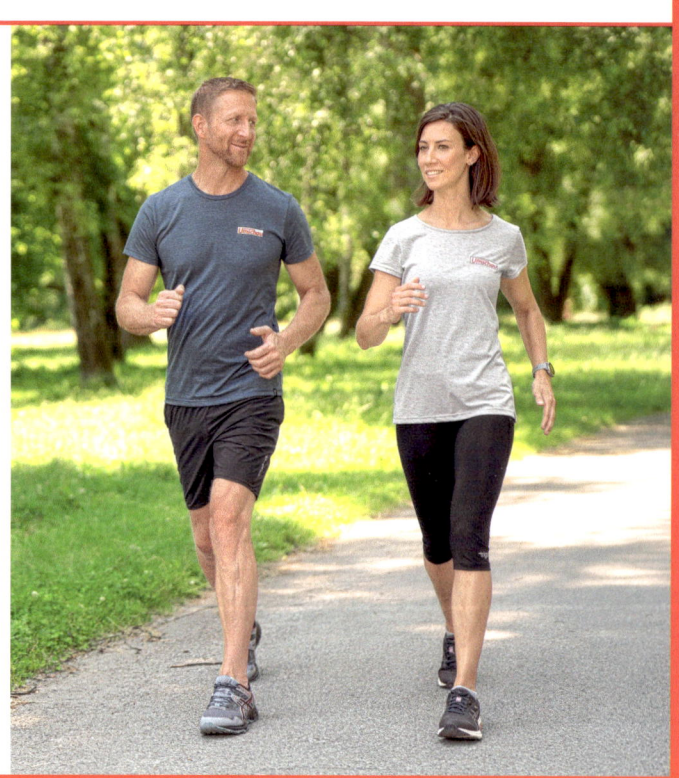

KORREKT WALKEN

Walken ist eine sehr sanfte Ausdauersportart, die sich aufgrund der geringen Belastung auch für Menschen mit Rücken- und Gelenkproblemen eignet. Man unterscheidet zwischen reinem Walken und Nordic Walking mit Stöcken. So geht's:

- Füße stets über die ganze Fußsohle abrollen
- Arme anwinkeln und seitlich neben dem Körper gegengleich kräftig mitschwingen
- Schultern hängen lassen und Brustkorb etwas anheben
- Blick vier bis fünf Meter nach vorn richten

COOL-DOWN: Übungen siehe Seite 39, 5 Minuten

HAUSAUFGABEN DER WOCHE

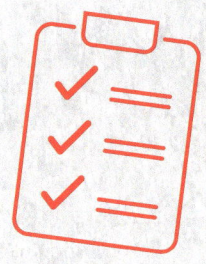

Alles, was wir empfehlen, erleben Sie erst durch eigenes Handeln als positiv: Ausdauertraining, Kraftübungen, kochen und natürlich essen. Die Maßnahmen zielen darauf ab, dass Ihr Lebensstil im Laufe des Programms gesünder wird. Deshalb ist es wichtig, auf der Handlungsebene so aktiv wie möglich zu sein. Diese Aufgaben zusätzlich zum Übungsprogramm helfen, Gelerntes zu festigen. Sie werden sehen, wo Sie im Programm stehen und wie es gelingen kann, die eigene Motivation dauerhaft beizubehalten. In jedem Wochenintervall geben wir Ihnen daher am Ende Hausaufgaben zu Bewegung, Ernährung und Eigenmotivation mit auf den Weg.

BEWEGUNG

Machen Sie diese Woche zum Einstieg in Ihr Bewegungsprogramm bitte Ihre Fitnesstests (siehe Seite 18 und 20). Notieren Sie sich das Ergebnis: Wie haben Sie abgeschnitten? Denken Sie an eine Ampel–sind Sie im grünen, gelben oder roten Bereich?

- Wenn Sie im grünen Bereich sind, sollten Sie einfach so weitermachen wie bisher. Unsere Übungen für Könner helfen Ihnen auf diesem Wege.
- Wenn Sie im gelben Bereich sind, ist das auch okay. Sie dürfen sich aber gerne noch ein wenig steigern.
- Sie sind im roten Bereich? Dann sollten Sie unbedingt noch diese Woche mit dem systematischen Training und unseren Übungsvorschlägen beginnen.
- Kopieren Sie die Wochentagebücher für das Fitness- und Ernährungsprogramm in den Umschlagklappen vorn und hinten und dokumentieren Sie Ihre Erfolge.

ERNÄHRUNG

Jederzeit und überall trinkbares Leitungswasser zu haben, ist ein Privileg! Lernen Sie diese Woche, Wasser zuschätzen. Ersetzen Sie mindestens ein tägliches Getränk durch (Leitungs-)Wasser. Das kann eine Tasse Kaffee, eine Limonade, eine Schorle oder vielleicht sogar das Feierabendbier sein.

MOTIVATION

Belohnen Sie sich am Ende einer jeden Übungswoche für Ihre Leistung – und zwar mit einem Preis, den Sie schon im Voraus festlegen. Das kann durchaus auch mal ein Spaghettieis sein, vielleicht ist es aber auch ein Gegenstand, den Sie sich außerhalb der Regel gönnen. Denn es geht darum, dass Sie selbst erkennen: Sie verdienen eine Belohnung, weil Sie gut unterwegs sind. Legen Sie also diese Belohnung fest und gönnen Sie sich diese auch!

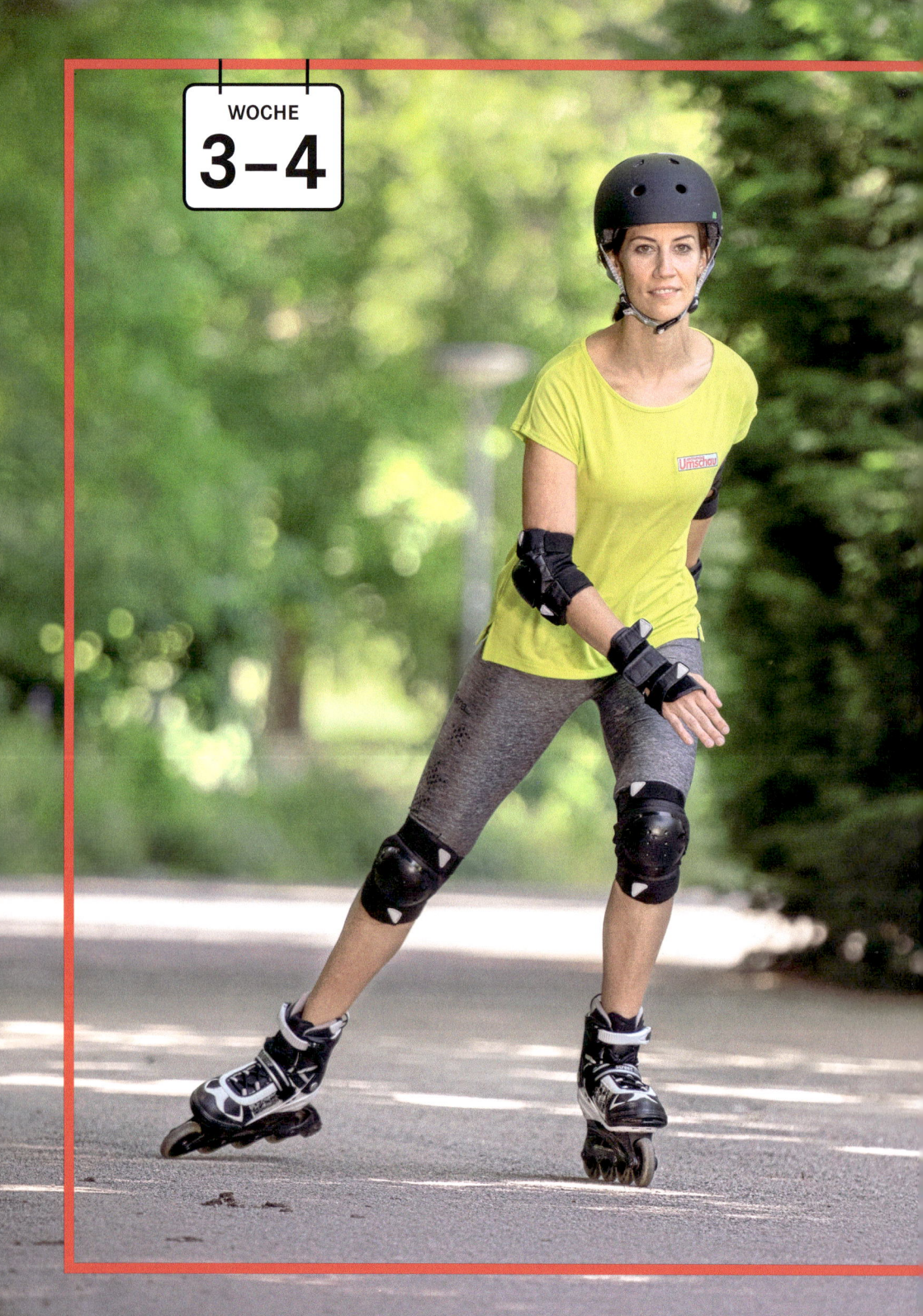

WOCHE
3–4

KONDITION AUFBAUEN

TAG 1 / TAG 8	TAG 2 / TAG 9	TAG 3 / TAG 10	TAG 4 / TAG 11	TAG 5 / TAG 12	TAG 6 / TAG 13	TAG 7 / TAG 14
INDOOR Schwerpunkt Kraft ca. 20 Min.	**OUTDOOR** Schwerpunkt Ausdauer ca. 35 Min.	RUHETAG	**INDOOR** Schwerpunkt Kraft ca. 20 Min.	**OUTDOOR** Schwerpunkt Ausdauer ca. 35 Min.	**FREIE WAHL** „Lieblings- programm" mind. 20 Min.	**FREIE WAHL** mind. 20 Min.
1. Warm-up 2. Hauptteil: Kraft, optional Ausdauer 3. Cool-down	1. Warm-up 2. Hauptteil: Ausdauer, optional Kraft 3. Cool-down		1. Warm-up 2. Hauptteil: Kraft, optional Ausdauer 3. Cool-down	1. Warm-up 2. Hauptteil: Ausdauer, optional Kraft 3. Cool-down	Freie Wahl: Wandern, Spazierengehen, Radfahren, Schwimmen, Nordic Walking	Übungen wie z.B. an Tag 6/13

Ernährungsaufgabe: Kohlenhydrate aus dem vollen Korn wählen.

AUSDAUER FÖRDERN UND EINE ERNÄHRUNGSBASIS SCHAFFEN

Wer einen langen Atem hat, kommt im Leben weiter und schont auch seinen Organismus. Blicken wir also auf Ihre körperliche Durchhaltekraft – und einen Energieträger, der Ihnen Power fürs Leben liefert: Kohlenhydrate.

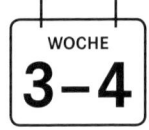

WOCHE 3–4

Jeder Schritt zählt. Doch manchmal fällt es schwer, in Bewegung zu kommen – und vielen von uns noch schwerer, eine Aktivität ohne Pause durchzuhalten. Damit Ihnen die Puste nicht mehr so schnell ausgeht, setzen wir in diesem Kapitel an besonders bedeutsamen Grundlagen an, die einander ergänzen. Einerseits erläutern wir Ihnen wichtige Erkenntnisse aus der Sportwissenschaft, die zeigen: Die Ausdauer beim Walken, Joggen oder Radfahren ist für unser Leben eine der wichtigsten Größen. Daran hängen körperliche Effekte, die unsere Gesundheit maßgeblich fördern.

Zudem nehmen wir aber auch eine Grundlage unserer Ernährung in den Blick: die Kohlenhydrate. Diese chemischen Verbindungen in Brot, Nudeln, Kartoffeln, Hülsenfrüchten und vielen anderen Lebensmitteln bringen uns Power für die Ausdauereinheit – aber wie viel davon und welche Kohlenhydrate brauchen wir eigentlich? Braucht man nach dem Joggen einen Powerriegel? Wie sieht es mit Süßigkeiten aus? Es ist wichtig, zu wissen, in welchem Lebensmittel welche Kohlenhydrate stecken, damit wir die richtige Wahl treffen.

Zur Erinnerung: Nur durch mehr Sport werden Sie so schnell nicht abnehmen. Die meisten von uns haben auch ausreichend Reserven und gefüllte Kohlenhydratspeicher, um eine Stunde oder länger moderate Bewegung durchzuhalten, ohne dabei zusätzlich etwas

WARM-UP

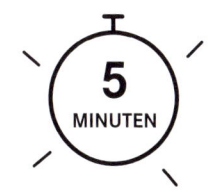

5 MINUTEN

ZIEL: Kreislauf auf Trab bringen,
Koordination stärken, mobilisieren

Ausgangsposition: hüftbreiter, aufrechter Stand. Jede Übung etwa
1 Minute lang durchführen. 15 Wiederholungen pro Seite bzw. Richtung.

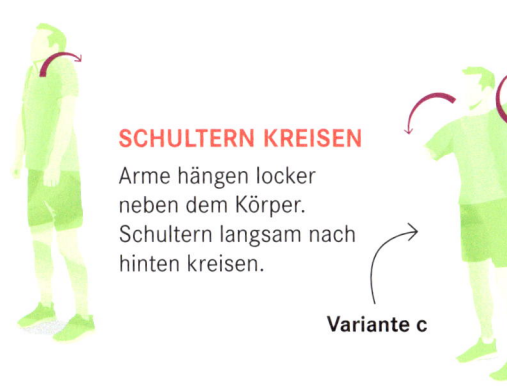

SCHULTERN KREISEN

Arme hängen locker
neben dem Körper.
Schultern langsam nach
hinten kreisen.

Variante c

ARME ROTIEREN

a Arme nacheinander vorwärtskreisen – wie beim
Kraulschwimmen.
b Variante: Beide Arme rückwärtskreisen – wie beim Rückenschwimmen.
c Variante: Einen Arm vorwärts
und einen rückwärtskreisen.

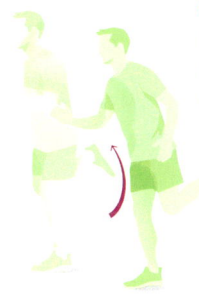

ANFERSEN

Fersen im Wechsel zum Gesäß
bringen. Das Knie zeigt dabei
Richtung Boden. Beide Arme
schwingen kraftvoll mit.

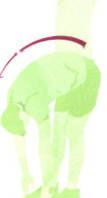

RUMPF BEUGEN UND STRECKEN

Mit leicht gebeugten Knien
den Oberkörper langsam
und kontrolliert Wirbel für
Wirbel so weit wie möglich
nach unten einrollen.
Dann wieder langsam auf-
rollen und die Arme
über den Kopf strecken.

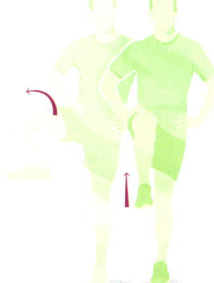

BEINE NACH AUSSEN KREISEN

Ein Knie heben und nach außen kreisen.
Erhöhen Sie langsam das Bewegungs-
tempo. Dann Beinwechsel. Unsicher?
Mit einer Hand festhalten!

essen zu müssen. Wenn Sie die Ausdauereinheiten in diesem Buch absolvieren, beobachten Sie doch einmal, ob sich ein Hungergefühl während der Aktivität einstellt. Üben Sie, Essen zu Hause zu lassen. Vertrauen Sie darauf, dass Ihr Körper Körperfett abbauen kann. Mit moderater, aber dauerhaft steigender Ausdaueraktivität haben Sie dann eine Chance, langfristig die Pölsterchen schmelzen zu lassen.

Fakt ist: Wer Gesundheitssport in den Alltag einbaut, braucht keine Pasta vor der Aktivität, keine Riegel oder Fitness-drinks. Die normale ausgewogene Ernährung genügt – und der Wille, regelmäßig die eigene Ausdauer zu steigern.

LANGER ATEM
Tägliche Bewegung erhöht unsere Ausdauer langfristig

Sportliche Bewegung ist eine der wirksamsten Methoden, um die Chancen auf ein langes, gesünderes Leben zu erhöhen. Insbesondere zum Vorbeugen von Herz-Kreislauf-Erkrankungen ist die ausdauerorientierte körperliche Aktivität wertvoll. An wissenschaftlichen Belegen mangelt es nicht, dass insbesondere gemäßigtes Ausdauertraining dem Erhalt von Gesundheit dienen kann. Eine alte Weisheit, nicht nur unter Athleten, lautet deshalb: Jeder Schritt zählt.

Es dürfen aber auch mal ein paar Schritte mehr sein, um unsere Ausdauerfähigkeit zu steigern. Das ist für viele Menschen gar nicht mehr selbstverständlich, denn allzu oft verbringen wir unsere Tage vor allem im Sitzen – zu Hause, im Büro, im Auto, in der Bahn – und vielleicht noch im Stehen. Wer lange nicht mehr aktiv war, kommt häufig schon nach ein paar Minuten zügigen Gehens aus der Puste. Das ist nicht schlimm: Mit unserem Plan wird sich die Ausdauer ganz sicher schnell verbessern.

Denn in der Welt des Sports gibt es eine sehr einfach zu beherzende Grundregel: Wer regelmäßig die eigene Ausdauerleistung trainiert, gewinnt an Ausdauer.

ENERGIE-KUNDE

Die Begriffe Kalorien und Joule zeigen, wie viel Energie in Lebensmitteln steckt und unserem Körper zugeführt wird. Die Kalorie ist eine veraltete, aber sprachlich weit verbreitete Maßeinheit. Offiziell gilt heute der Begriff Joule (J). Eine Kalorie entspricht etwa 4,2 Joule. Auf verpackten Lebensmitteln steht der Energiegehalt in Kilokalorien (1 kcal = 1000 cal) und in Kilojoule (1 kJ = 1000 J) pro 100 Gramm und pro Portion. Wir folgen im Buch der Alltagssprache und verwenden – auch wenn das physikalisch nicht korrekt ist – Energie und Kalorien synonym.

KRÄFTIGUNG

Als Orientierung für die Belastungsdauer gilt:
LEVEL 1: 10–15 Wiederholungen
LEVEL 2: 15–20 Wiederholungen
LEVEL 3: mind. 20 Wiederholungen
Jeweils 2 Durchgänge

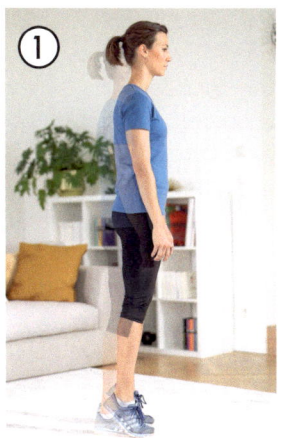

①

WADENHEBER
Für die Unterschenkelmuskulatur

LEVEL 1: Hüftbreit stehen. Auf die Fußballen stellen, dann die Fersen langsam wieder zum Boden absenken.
Wer unsicher ist, kann sich an einem stabilen Stuhl festhalten.
LEVEL 2: Wie Level 1, die Fersen bleiben beim Absenken aber leicht in der Luft.
LEVEL 3: Mit den Fußballen auf einer Treppenstufe stehen, sodass die Fersen in der Luft sind. Die Fersen anheben und absenken. Festhalten.

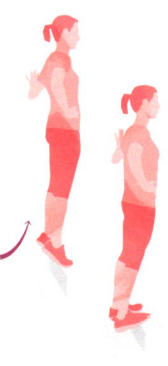

LEVEL 3

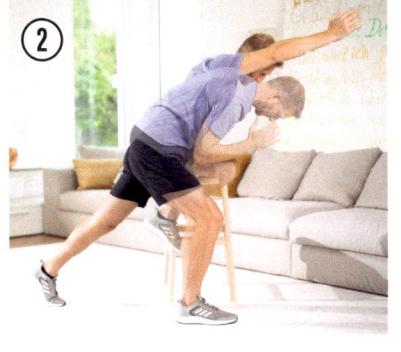

②

VIERFÜSSLER
Für die Rückenmuskulatur

LEVEL 1: Seitlich an einer Stuhllehne abstützen, Oberkörper leicht nach vorn neigen. Im Wechsel den äußeren Arm und das diagonale Bein ausstrecken. Knie und Ellenbogen nun zusammenführen.
LEVEL 2: Im Vierfüßlerstand Arm und Bein diagonal nach vorn bzw. hinten ausstrecken und wieder zurück in die Ausgangsposition.
LEVEL 3: Wie Level 2, jedoch Arm und Bein diagonal unter dem Körper zusammenführen. Der Rücken bleibt gerade.

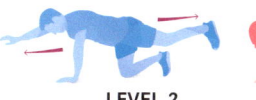

LEVEL 2

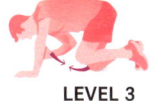

LEVEL 3

Diesen Effekt spüren wir recht schnell, vor allem wenn wir in einem nicht besonders gut trainierten Zustand sind.

Drei Arten von Ausdauer

Bei der Ausdauer unterscheiden Sportler grundsätzlich drei Arten: aerobe, anaerobe und Kraft-Ausdauer. Die aerobe Ausdauer ist die Zone, in der sich Wiedereinsteiger am ehesten aufhalten sollten. Hier versorgt das Herz die Muskeln mit ausreichend Sauerstoff, der Körper hat dauerhaft genug Energie. Wird die Leistung anaerob, atmen wir schneller und können diesen Zustand nicht lange durchhalten, weil die Muskulatur übersäuert. Bei Kraft-Ausdauer geht es darum, bestimmte muskuläre Bewegungen über einen längeren Zeitraum zu wiederholen, ohne dabei kräftemäßig abzubauen.

Eine wichtige Orientierungsmarke für den Alltag lautet 10.000: Das ist die Anzahl an Schritten, die wir täglich zurücklegen sollten. Die Schrittzahl entspricht etwa zwei Stunden zügigem Gehen oder einer Stunde Laufen. Sie haben dafür nicht (immer) die Zeit? Dann sorgen Sie tagsüber für mehrere kürzere Geh-Einheiten, etwa 2.000 Schritte auf dem Weg zur Arbeit, 3.000 Schritte in der Mittagspause.

Die positiven Auswirkungen von Ausdauertätigkeiten wie Walking, Wandern, Schwimmen, Joggen oder Radfahren sind vielzählig. Bessere Blutwerte, niedrigerer Blutdruck, niedrigere Herzfrequenz – vor allem dem Herz-Kreislauf-System kommt das Training zugute. So bremsen wir den Alterungsprozesse im Körper, und auch gegen Typ-2-Diabetes gilt Bewegung als Erfolgssschlüssel.

Der Einstieg in mehr Ausdauer gelingt ganz sicher nicht ohne Mühe. Anfangs geht es ums Aufraffen, eine mäßige oder auch stärkere Anstrengung auszuhalten. Wir sollten aber auch nicht an unsere Grenzen gehen, sondern den stetigen Fortschritt kontinuierlichen erreichen.

Erinnern Sie sich noch, wie Sie sich nach der ersten Ausdauereinheit vor zwei Wochen gefühlt haben? Wie empfinden Sie das Training jetzt? Sicher bemerken Sie, dass Ihnen das Training schon viel leichter fällt. Den Fortschritt werden Sie sicher auch messen können, wenn Sie schauen, wie weit Sie bei gleicher Geschwindigkeit ohne Pause kommen. Das hilft oft auch in anderen Lebensbereichen. So können Trainierte häufig besser mit Stress umgehen. Sie leiden auch seltener unter Ein- und Durchschlafstörungen.

DER TREIBSTOFF
Kohlenhydrate liefern Energie. Auf die Qualität kommt es an

———

Kohlenhydrate sind für unsere körperliche und geistige Aktivität enorm wichtig. Sie sind der Treibstoff für das Gehirn und die Muskulatur. Die Energie aus Kohlenhydraten wird über den Blutkreislauf in Form von Glukose zu den Zellen transportiert. Kohlenhydrate gehören zur Basis einer gesunden Ernährung und sind wichtige Energielieferanten bei Ausdauerleistungen. Wir brauchen sie, aber wir brauchen nicht zu viel von ihnen.

KRÄFTIGUNG

Als Orientierung für die Belastungsdauer gilt:
LEVEL 1: 10–15 Wiederholungen
LEVEL 2: 15–20 Wiederholungen
LEVEL 3: mind. 20 Wiederholungen
Jeweils 2 Durchgänge

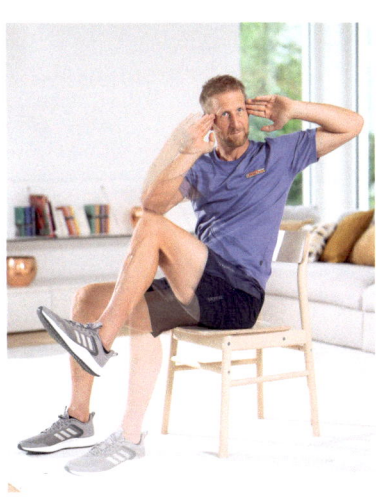

SCHRÄGE CRUNCHES

Für die Bauchmuskulatur

LEVEL 1: Im Sitzen Fingerspitzen an die Schläfen legen. Ein Knie anheben und mit dem gegenüberliegenden Ellbogen zusammenführen.

LEVEL 2: In Rückenlage Füße aufstellen, Fingerspitzen an die Schläfen. Ellbogen und das gegenüberliegende Knie zusammenführen, indem sich der obere Rücken vom Boden löst.

LEVEL 3: Beine in der Luft anwinkeln. Ellbogen zum gegenüberliegenden Knie führen, das andere Bein ausstrecken. Im Wechsel.

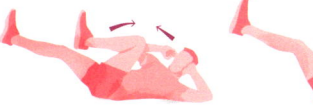

LEVEL 3

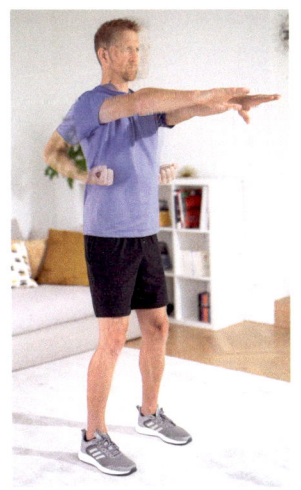

RUDERN

Für die Arm-, Schulter-, Rumpfmuskulatur

Arme nach vorn ausstrecken, dann die Ellbogen eng am Oberkörper nach hinten führen. Stellen Sie sich vor, Sie wollten mit Ihren Schulterblättern einen Stift einklemmen. Und wieder ausstrecken.

LEVEL 1: Im aufrechten Stand
LEVEL 2: Oberkörper ist circa 45 Grad nach vorn geneigt.
LEVEL 3: Oberkörper ist circa 90 Grad nach vorn geneigt.

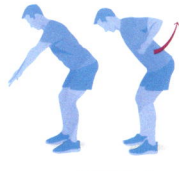

LEVEL 2

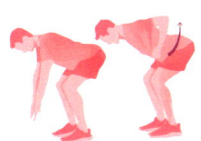

LEVEL 3

Essen wir mehr Kohlenhydrate, als unser Körper verbrennen kann, speichert der Stoffwechsel die überflüssige Energie als Fett – quasi für schlechte Zeiten. Ganz schön ausgeklügelt, aber auch lästig. Denn das sind die Extrapfunde, die man nur schwer wieder loswird.

Ungesunde Süßgetränke und Süßigkeiten sind das größte Problem

Überall lauern Verlockungen, die sehr kohlenhydratreich sind, etwa belegte Brötchen, Kekse oder Schokolade. In all diesen Snacks sowie in zuckerhaltigen Erfrischungsgetränken stecken aber jene einfachen Kohlenhydrate, die vom Körper leicht zu verarbeiten sind. Sie bestehen aus sehr kleinen Molekülen in Form von unterschiedlichem Zucker und werden sehr schnell verwertet.

Das Problem: Essen wir sie, steigt der Blutzuckerspiegel rasch an, sinkt aber auch sehr schnell nach dem Essen wieder. Heißhunger entsteht und wir essen schneller wieder und mehr als nötig. In etwas geringerem Umfang gilt das auch für viele verarbeitete Lebensmittel, Weißmehlprodukte, herkömmliche Nudeln und geschälten Reis. Da wir sie allerdings selten „pur" essen, dämpfen andere Zutaten den Anstieg des Blutzuckerspiegels.

Zur Ausdauer passt etwas anderes. Setzen Sie auf komplexe Kohlenhydrate und ballaststoffreiche Lebensmittel. Das bedeutet, wann immer es möglich ist, wählen Sie die Vollkornvarianten von Nudeln oder Backwaren. Es dauert nämlich länger, bis unser Darm sie verdaut und die Energie zur Verfügung steht. Das ist gut, wenn wir nicht gerade körperliche Höchstleistungen vollbringen, bei denen wir ständig Energie nachladen müssen.

Vollkorn verändert unsere Ernährung ähnlich positiv wie das Ausdauertraining unsere Kondition. Auch weitere Getreideprodukte wie ganze Körner (Reis) oder Flocken mit Schalenanteilen und auch Hülsenfrüchte wie Erbsen, Bohnen und Linsen stecken voller komplexer Kohlenhydrate.

Bei Kohlenhydraten sind wir nicht festgelegt. Auch Kartoffeln sind weiterhin empfehlenswert, bevorzugt in fettarmen Zubereitungen, beispielsweise als Suppe oder Pellkartoffel. Meiden sollten Sie Pommes, Kroketten oder Ähnliches.

AUFWÄRMEN ERWÜNSCHT

Das wichtige komplexe Nahrungskohlenhydrat Stärke nehmen wir hauptsächlich über Brot, Backwaren, Nudeln, Reis und Kartoffeln zu uns. Erkalten diese Lebensmittel nach dem Backen und Kochen, lagert sich ein Teil der gequollenen Stärkemoleküle um. Dieser Vorgang heißt Retrogradation. Die Stärke verwandelt sich in unverdauliche Ballaststoffe, von denen wir häufig auch zu wenig aufnehmen. Ein guter Grund, nicht mehr ganz frisches Brot oder übrig gebliebene stärkehaltige Lebensmittel wieder aufgewärmt zu essen.

COOL-DOWN

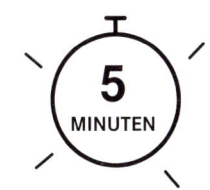

5 MINUTEN

ZIEL: dehnen und entspannen
Jede Position **20–30 SEKUNDEN** oder **3–4 ATEMZÜGE** halten.

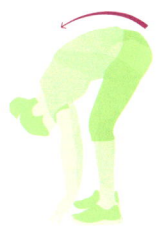

RUMPFBEUGE

Im Stand den Oberkörper so weit wie möglich nach unten abrollen, bis eine Dehnung in den Oberschenkelrückseiten spürbar ist.

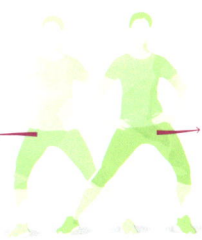

GRÄTSCHEN

Im überhüftbreiten Stand ein Bein seitlich beugen, bis eine Dehnung in der Oberschenkelinnenseite des anderen Beines spürbar ist. Seitenwechsel. Oberkörper bleibt aufrecht.

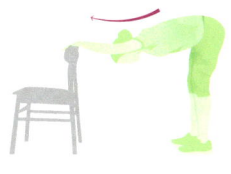

SCHULTERN & BRUST DEHNEN

Im hüftbreiten Stand die Arme schulterbreit auf eine Tisch- oder Stuhlkante legen. So nach vorn lehnen, bis sich der Kopf zwischen den gestreckten Armen befindet. Der Rücken bildet eine Linie mit dem Kopf.

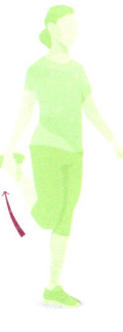

FUSS ANHEBEN

Im Einbeinstand einen Fußknöchel greifen, die Knie möglichst auf gleiche Höhe bringen. Bauchnabel Richtung Wirbelsäule ziehen, Becken etwas nach vorn schieben. Unsicher? Dann besser festhalten. Aufs andere Bein wechseln.

OBERKÖRPER NEIGEN

Im hüftbreiten Stand einen Arm über den Kopf strecken und den Oberkörper seitlich zur gegenüberliegenden Seite neigen – bis eine Dehnung in der seitlichen Rumpfmuskulatur zu spüren ist.

OUTDOOR-PROGRAMM

35 MINUTEN

WARM-UP: siehe Seite 45, 5 Minuten

AUSDAUER: LEVEL 1 (leicht) bis **LEVEL 2 (schwer),** 25 Minuten

WALKEN ODER LAUFEN

LEVEL 1: (Nordic) Walking
LEVEL 2: Laufen mit Gehpausen
LEVEL 3: Laufen

Die Belastung passt, wenn Sie sich während des Laufens noch unterhalten können. Ins Schwitzen dürfen Sie aber kommen. Ambitionierte bauen dazwischen noch Kräftigungsübungen (ab Seite 47) ein.

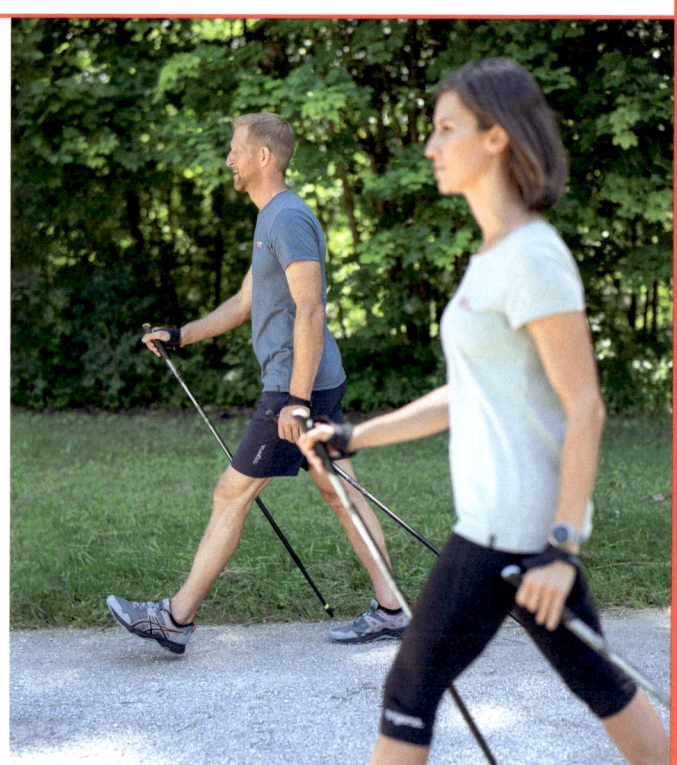

GUT AUSGERÜSTET

Gute Ausrüstung macht Sport zum Vergnügen und das Bewegen deutlich angenehmer. Achten Sie in jedem Fall darauf, dass Ihre Schuhe wirklich passen - und zwar fürs Sportmachen. Lassen Sie sich lieber einmal mehr beraten. Auch die Wahl von Kleidungsstücken für kaltes und nasses Wetter erfordert oft ein wenig Auseinandersetzung, was sich aber immer auszahlt. Mit einer guten Regenjacke lässt sich auch schlechtes Wetter gut aushalten.

COOL-DOWN: Übungen siehe Seite 51, 5 Minuten

HAUSAUFGABEN DER WOCHE

Haben Sie Ihren langen Atem schon trainiert? Zeigen Sie es in der Praxis. Mit diesen Übungen verfestigen Sie, was Sie über Ausdauer und Kohlenhydrate gelernt haben.

BEWEGUNG

Ein einfaches Maß, um die Herz-Kreis-lauf-Belastung zu messen, ist der Puls.

- Zählen Sie in dieser Woche mehrfach Ihren Puls: Morgens noch im Bett vor dem Aufstehen, tagsüber im Alltag, sofort nach einer Trainingsbelastung sowie wieder drei Minuten nach der Belastung.
- Machen Sie täglich 10.000 Schritte. Wenn Sie ein smartes Gerät haben, das Ihre Schritte aufzeichnet, können Sie das einfach erfassen. Schauen Sie sich jeden Abend an, wann Sie die Schritte gemacht haben. Erkennen Sie ein Muster?
- Versuchen Sie, Bewegung nicht nur in einzelne Stunden, sondern über den Tag zu verteilen. Setzen Sie sich hier feste Ziele, wie viele Schritte und wann Sie diese machen wollen.

ERNÄHRUNG

- Fragen Sie beim Bäcker nach Brot und Brötchen, die gänzlich ohne Weißmehl beziehungsweise niedrig ausgemahlenen Mehlen auskommen. Welche Varianten gibt es? Lassen Sie sich die Backwaren zeigen und erklären, probieren Sie sie mal aus.
- Tauschen Sie Ihre Lieblingsnudeln gegen die Vollkornvariante aus, die es in den meisten Supermärkten gibt.
- Wussten Sie, dass es Nudeln auch aus Hülsenfrüchten gibt? Testen Sie diese ballaststoffreichen Variationen aus. So gibt es Pasta aus Linsen, Kichererbsen oder grünen Erbsen.
- Verwenden Sie zum Backen Vollkornmehl. Das gibt es auch fein gemahlen.
- Ersetzen Sie weißen, also polierten Reis durch Natur- oder Vollkornreis. Oder probieren Sie auch mal Quinoa und Hirse als Beilage. Am Ende der zwei Wochen erklären Sie die Vollkornvariante eines Lebensmittels zum neuen Standardprodukt in Ihrer Küche.

MOTIVATION

Wir können alles positiv oder negativ ausdrücken. Wir haben Herausforderungen oder Probleme. Und das gilt auch für unsere gesunde Lebensführung. Sehen wir diese als Kampf an – oder als Chance? Daher lautet die Motivationsaufgabe für dieses Intervall:

- Beenden Sie den Kampf gegen Ihren inneren Schweinehund, denn der ist sowieso stärker als Sie. Überzeugen Sie ihn vielmehr und nehmen Sie ihn mit: Sich bewegen macht Spaß! Spüren Sie bei der Bewegung und beim Essen den positiven Gefühlen nach – und schreiben Sie sich jeden Tag auf, was Ihnen dabei besonders Freude bereitet hat.

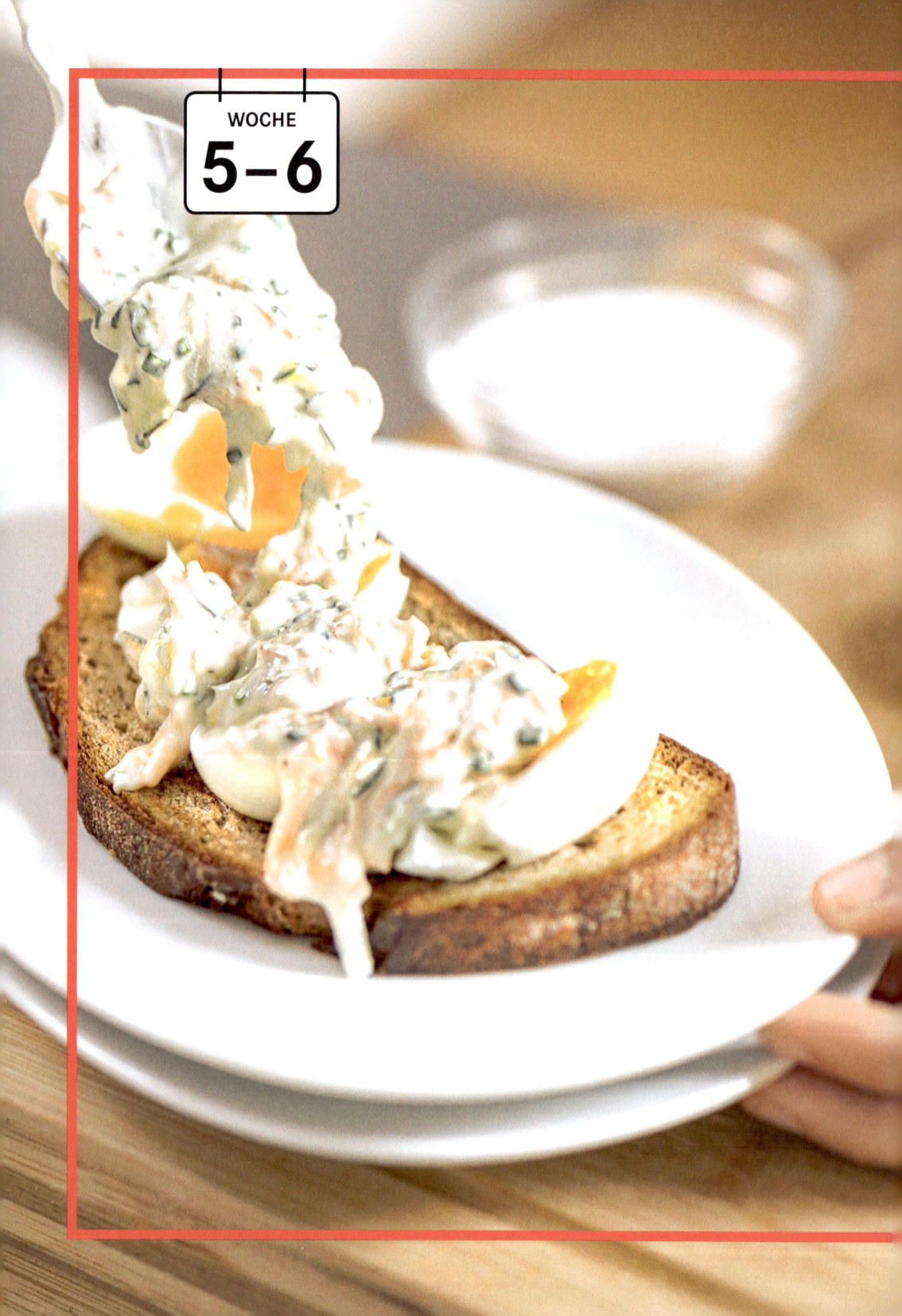

WOCHE
5–6

KRAFT FÜRS LEBEN

TAG 1 / TAG 8	TAG 2/ TAG 9	TAG 3/ TAG 10	TAG 4/ TAG 11	TAG 5/ TAG 12	TAG 6/ TAG 13	TAG 7/ TAG 14
INDOOR Schwerpunkt Kraft ca. 25 Min.	**OUTDOOR** Schwerpunkt Ausdauer ca. 40 Min.	**RUHETAG**	**INDOOR** Schwerpunkt Kraft ca. 25 Min.	**OUTDOOR** Schwerpunkt Ausdauer ca. 40 Min.	**FREIE WAHL** „Lieblings-programm" mind. 20 Min.	**FREIE WAHL** mind. 20 Min.
1. Warm-up 2. Hauptteil: Kraft, optional Ausdauer 3. Cool-down	1. Warm-up 2. Hauptteil: Ausdauer, optional Kraft 3. Cool-down		1. Warm-up 2. Hauptteil: Kraft, optional Ausdauer 3. Cool-down	1. Warm-up 2. Hauptteil: Ausdauer, optional Kraft 3. Cool-down	Freie Wahl: Wandern, Spazierengehen, Radfahren, Schwimmen, Nordic Walking	Übungen wie z.B. an Tag 6/13

Ernährungsaufgabe: Eiweiß als Kraftstoff für die Muskulatur entdecken.

GEZIELT MUSKELN AUFBAUEN – MIT BEWEGUNG UND EIWEISS

Wir brauchen nicht auszusehen wie Bodybuilder, aber um unsere Muskulatur kümmern sollten wir uns schon. Wenn wir Kraft aufbauen, tun wir auch unserem Stoffwechsel etwas Gutes, beugen Krankheiten vor und bleiben gesünder. Das alles unterstützen wir mit proteinreicher Kost.

———————

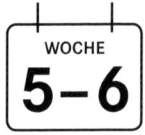

WOCHE
5–6

Außer Atem kommen wir schnell – und merken das sofort. Aber dass uns die Kraft für die Dinge des Alltags verlässt, das spüren wir meist erst nach einem schleichenden Prozess recht deutlich. Lassen Sie das nicht zu, sondern kümmern Sie sich bewusst und mit Sorgfalt um Ihr größtes Stoffwechselorgan: die Muskulatur!

Auch, wenn der Fokus in den letzten Wochen anders gesetzt war, hat die Muskelkraft bereits eine Rolle gespielt. Ganz sicher haben Sie hin und wieder gespürt, wo Ihnen die Kraft ausging. Und in diesen zwei Wochen nehmen wir das Thema nun ganz bewusst in den Fokus. Wir können keine körperliche Aktivität ausüben, ohne unsere Muskulatur zu nutzen, ohne die Kraft aus unserem Bewegungs- und Halteapparat abzurufen. Auch Walken und Handwerken erfordern diese Kraft. Doch tendieren wir dazu, uns recht einseitig zu belasten. Wir haben manche Stärken und manche Muskelpartien, die wir nur selten beanspruchen. Je älter wir werden, desto wichtiger ist es, die Kraft in unserem Körper zu erhalten und mit einem bisschen Disziplin sogar zu erhöhen.

Ausgewogene Ernährung unterstützt diesen Weg zu einer körperlichen Kraft, die uns auf Dauer vor Verletzungen schützt. Damit die Muskulatur gesund bleibt und wachsen kann, spielen die Nahrungseiweiße, auch bekannt als Proteine, eine Schlüsselrolle. Ohne Proteine gibt es keine Muskelzellen. Unser Körper repariert mit

WARM-UP

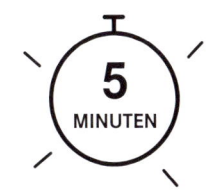

5 MINUTEN

ZIEL: Kreislauf auf Trab bringen,
Koordination stärken, mobilisieren

Ausgangsposition: hüftbreiter, aufrechter Stand. Jede Übung etwa
1 Minute lang durchführen.15 Wiederholungen pro Seite bzw. Richtung.

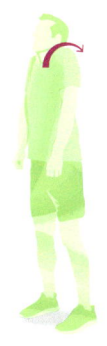

SCHULTERN KREISEN

Schultern langsam nach
hinten kreisen. Arme
hängen locker neben
dem Körper.

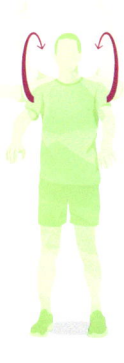

ARME KREISEN

a Beide Arme nacheinander
vorwärts kreisen – wie beim
Kraulschwimmen.
b Beide Arme rückwärtskreisen –
wie beim Rückenschwimmen.
c Gleichzeitig einen Arm vor-
wärts- und einen rückwärtskreisen.

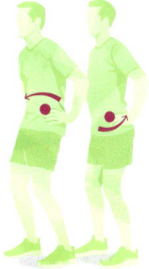

BECKEN KIPPEN

Arme auf dem Becken-
kamm ablegen, Knie leicht
beugen. Nun das Becken
vor- und zurückkippen:
Im Wechsel leicht ins
Hohlkreuz und in den
Rundrücken gehen.

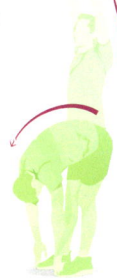

RUMPF BEUGEN UND STRECKEN

Mit leicht gebeugten
Knien den Oberkörper
langsam und kontrolliert
Wirbel für Wirbel so weit
wie möglich nach
unten einrollen. Dann
wieder langsam aufrollen
und die Arme über den
Kopf strecken.

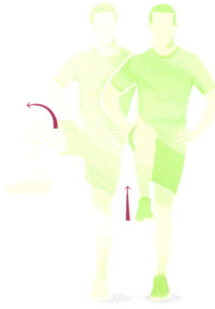

BEINE NACH AUSSEN KREISEN

Ein Knie heben und nach außen
kreisen. Erhöhen Sie langsam das
Bewegungstempo. Dann Beinwechsel.
Unsicher? Mit einer Hand festhalten!

Proteinen beschädigte Strukturen und setzt sie für den Aufbau neuer Zellen ein. Das Gute daran: Wenn wir uns vielseitig und bewusst ernähren, können wir auch beim Muskelaufbau ganz entspannt auf die Inhalte unserer Lebensmittel vertrauen, ohne zusätzliche Produkte oder Nahrungsergänzungsmittel einzusetzen.

ALLTAGSPOWER
Eine starke Muskulatur fördert ein langes aktives Leben.

———

Muskelaufbau ist ein Segen für unser Leben. Auch Jörg Gerstmann, der durch die Übungen im Buch führt, weiß das und hat das am eigenen Leib gespürt. Nach einem Motorradunfall war er mit Trümmerbruch am Kniegelenk zwei Jahre lang mit Schmerz, Kampf und Comeback beschäftigt. Seine Muskulatur spielte die entscheidende Rolle, damit der Sportwissenschaftler und Personal Trainer wieder fit wurde, in Bewegung kam und schmerzfrei leben konnte.

Regelmäßiges Krafttraining ist aber auch bei weniger drastischen Zwischenfällen im Leben wichtig. Unser Wohlbefinden profitiert von Kraft ebenso wie von der Ausdauer, die wir zuletzt thematisiert haben. Je älter wir werden, desto mehr sollte die Power unserer Muskeln ins Zentrum unserer Bemühungen rücken.

Beim gezielten Muskeltraining setzen wir Reize, damit unsere Muskulatur gut erhalten bleibt. Die Muskulatur reagiert auf diese Belastungsreize. Sie passt sich an und schafft die Grundlage dafür, dass wir auf Dauer die Belastung besser halten und, zum Beispiel, Schweres mit weniger Mühe transportieren.

Reizen wir die verschiedenen Partien unseres Körpers regelmäßig, zahlt sich das aus. Wir kommen besser durch den Alltag, können viele handwerkliche und praktische Dinge einfacher erledigen, reduzieren Schmerzen und schützen uns vor Verletzungen. Zudem ist eine gut ausgebildete Muskulatur sehr wertvoll, um Stoffwechselerkrankungen wie Diabetes Typ 2 vorzubeugen. Zur Erinnerung: Wir werden nicht unbedingt leichter, wenn wir uns um diese wichtigen Zellen kümmern. Aber wir profitieren davon, dass wir Muskeln aufbauen. Dauerhaft brauchen diese nämlich dann auch mehr Energie – und das schützt vor ungesunden Fettpolstern.

Kraft sanft aufbauen, statt bis zur Erschöpfung trainieren
Die gute Nachricht: Wir müssen nicht stundenlang Gewichte stemmen oder Arnold Schwarzenegger nacheifern. Es genügt, wenn wir uns im Alltag bewusst um unsere „Muckis" kümmern – und zwar mit schonenden Übungen, so wie es in diesem Programm vorgegeben ist.

Bei Krafttraining gibt es viele Mythen. So heißt es oft, dass man bis zur Erschöpfung die Belastung wiederholen müsse. Doch das ist unnötige Mühe. Moderates Krafttraining genügt vollkommen. Wer eine Übung unter schwerer Mühe 15 Mal schaffen könnte, dem reichen auch mal zwölf Wiederholungen. Außerdem ist es ratsam, die Muskelübungen an die

KRÄFTIGUNG

15 MINUTEN

Als Orientierung für die Belastungsdauer gilt:
LEVEL 1: 10–15 Wiederholungen pro Übung
LEVEL 2: 15–20 Wiederholungen
LEVEL 3: mind. 20 Wiederholungen
Jeweils 3 Durchgänge

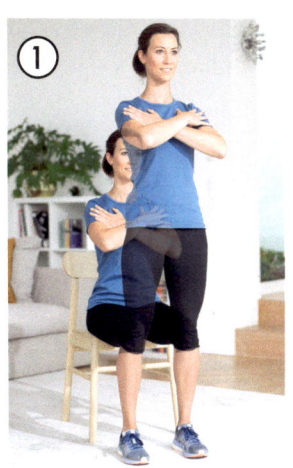

①

KNIEBEUGE
Für die Bein- und Gesäßmuskulatur

LEVEL 1: Aufrecht auf das vordere Drittel eines Stuhls setzen, Beine hüftbreit, Arme verschränkt. Ohne Armeinsatz aufstehen, wieder hinsetzen.
LEVEL 2: Kniebeugen aus dem Stand, dazwischen 2 Sekunden Pause im Stehen, Arme vor dem Körper ausstrecken. Tipp: das Gesäß weit nach hinten unten führen, Fersen bleiben am Boden, Rücken bleibt gerade.
LEVEL 3: Wie Level 2, aber ohne Pause.

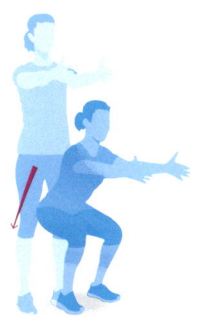

LEVEL 2

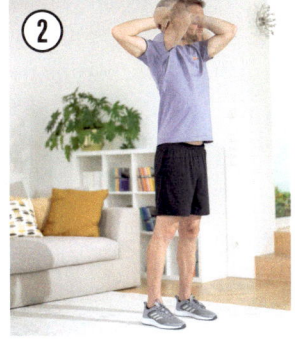

②

SCHMETTERLING
Für die Rückenmuskulatur

LEVEL 1: Hände im aufrechten Stand am Hinterkopf auflegen, die Ellbogen zeigen nach außen. Jetzt im Wechsel die Ellbogen zusammenführen und wieder nach außen bringen.
LEVEL 2: Den Oberkörper um etwa 45 Grad nach vorn neigen. Dann wie bei Level 1 Ellbogen zusammenführen und wieder nach außen bringen.
LEVEL 3: Den Oberkörper bis zu 90 Grad nach vorn neigen. Im Wechsel Ellbogen schließen und wieder öffnen.

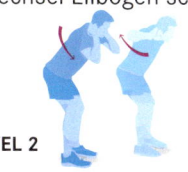

LEVEL 2

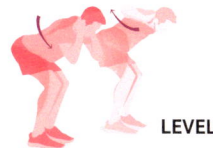

LEVEL 3

eigenen Grundvoraussetzungen anzupassen. Es gibt schonendere Haltungen, aus denen sich ebenfalls der gewünschte Effekt erzielen lässt. Schnell ist dann zu spüren, wie die Muskelkraft zunimmt. Manchmal schon innerhalb von Minuten.

DER KRAFTSTOFF
Nahrungsproteine unterstützen unsere Muskulatur

Auch wenn Proteine in unserer Ernährung wichtige Bausteine für die Muskelzellen sind: Nahrunsergänzungsmittel, Einweißriegel oder Spezial-Puddings mit hohem Eiweißgehalt können Sie getrost ignorieren. So gezielt Sie Ihre Muskeln mit Aktivitäten ansprechen, so sehr hilft Ihnen eine ausgewogene, vielseitige Alltagsernährung. Auf diese Weise bekommen Sie genügend Eiweiß in der ausreichenden Qualität. Mit einer so ausgewogenen Ernährung stärken wir übrigens auch unser Immunsystem, denn das braucht ebenfalls die Proteine.

Eiweiß nehmen wir mit einer riesigen Auswahl an Lebensmitteln zu uns. Es steckt in der Milch zum Kaffee, im Spiegelei, im Forellenfilet, im Rindsgulasch, in der Putenkeule, im Quark, im Linseneintopf und im Haferbrei.

Spezielle Sportnahrungsmittel betonen die Konzentration von hochwertigem Eiweiß und sprechen damit Menschen an, die den Trainingseffekt unterstützen wollen. Das funktioniert allerdings auch mit Eiweiß, das Sie über ganz normale Lebensmittel zu sich nehmen.

Zu unterscheiden sind pflanzliche und tierische Eiweißquellen. Die landläufige Meinung, wonach vor allem Fleisch- oder Fischverzehr ausreichend Proteine liefert, greift zu kurz. Tatsache ist, dass auch in Pflanzen hochwertige Eiweiße stecken.

Besonders wertvolle Eiweißquellen sind Hülsenfrüchte wie Linsen, Bohnen und Kichererbsen, die zudem auch gute Kohlenhydratlieferanten sind. Sie enthalten außerdem wertvolle Mineralien und Ballaststoffe. Auch Getreide wie Hafer und Weizen sowie Pseudogetreide wie Buchweizen und Amaranth sind ebenfalls gute Proteinquellen. Im Sinne der Nachhaltigkeit und des Klimaschutzes entscheiden sich immer mehr Menschen für eine vorwiegend pflanzliche Ernährung. Dabei sollte auf einen ausgewogenen Mix an pflanzlichen Lebensmitteln geachtet werden.

Die tägliche Dosis Eiweiß ist schnell erreicht
Für Erwachsene empfiehlt die Deutsche Gesellschaft für Ernährung (DGE) eine Proteinzufuhr von 0,8 Gramm pro Kilogramm Körpergewicht pro Tag. Bei einem Menschen, der 68 Kilogramm wiegt, sind das 54 Gramm Eiweiß. Die stecken etwa in zwei Scheiben Vollkornbrot mit Erdnussmus, in einer mittleren Portion Ofenkartoffeln mit 150 Gramm Quark und einem Teller gegarter Linsen.

Eine etwas höhere Proteinzufuhr schadet gesunden Erwachsenen nicht. Überschüssiges Protein baut der Körper ab. Es entsteht dabei Harnstoff, der mit dem Urin ausgeschieden werden muss.

KRÄFTIGUNG

Als Orientierung für die Belastungsdauer gilt:
LEVEL 1: 10–15 Wiederholungen
LEVEL 2: 15–20 Wiederholungen
LEVEL 3: mind. 20 Wiederholungen
Jeweils 3 Durchgänge

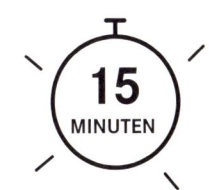

15 MINUTEN

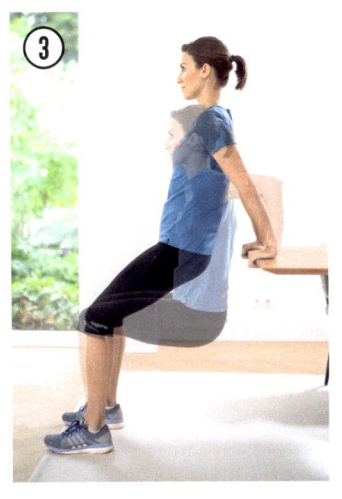

③

TRIZEPS - DIPS

Für die Armmuskulatur

LEVEL 1: Die Hände mit dem Rücken zum Tisch an der Tischkante abstützen, Füße sind hüftbreit aufgestellt. Dann Ellbogen beugen und Gesäß Richtung Boden schieben. Das Gewicht liegt auf den Armen.
LEVEL 2: Mit den Händen an der Stuhlkante der Sitzfläche abstützen, die Beine sind im 90- Grad-Winkel aufgestellt.
LEVEL 3: Wie Level 2, jedoch sind die Beine bei dieser schwierigeren Variante ausgestreckt.

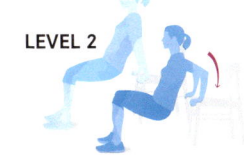

LEVEL 2

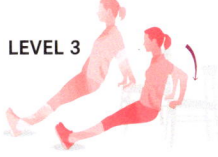

LEVEL 3

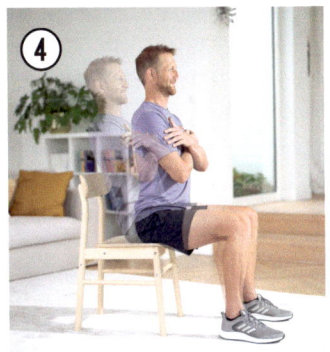

④

CRUNCHES

Für die Bauchmuskulatur

LEVEL 1: Im aufrechten Sitz auf dem vorderen Drittel eines Stuhls die Arme vor der Brust kreuzen. Langsam nach hinten lehnen, ohne die Rückenlehne zu berühren. Und wieder aufrichten.
LEVEL 2: Stellen Sie Ihre Beine auf dem Rücken liegend auf. Die Arme sind parallel neben dem Körper ausgestreckt, Kinn Richtung Brust. Jetzt den oberen Rücken anheben und senken, unterer Rücken und Füße bleiben am Boden. Die Hände können, falls nötig, den Kopf zum Entlasten der Nackenmuskulatur stützen.
LEVEL 3: Wie Level 2, Arme sind vor der Brust gekreuzt.

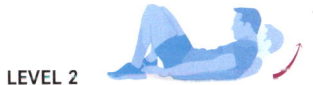

LEVEL 2

LEVEL 3

Deshalb ist ausreichendes Trinken bei hoher Proteinzufuhr wichtig. Bei Menschen mit eingeschränkter Nierenfunktion kann eine eiweißreiche Kost allerdings problematisch sein und zu einer Verschlechterung der Organgesundheit führen.

Auch wenn Eiweiß aus tierischen Lebensmitteln besser vom Körper verwertet werden kann (siehe Kasten), soll-

ten Sie Lebensmittel wie rotes Fleisch (Rind, Schwein und Lamm) und Wurstwaren nur in Maßen konsumieren, aus gesundheitlichen Gründen, aber auch wegen der schädlichen Auswirkungen aufs Klima. Beim Fleisch empfiehlt es sich, bevorzugt sogenanntes weißes Fleisch wie Hähnchen und Pute zu essen. Die DGE rät, maximal 300 bis 600 Gramm Fleisch pro Woche zu verzehren.

Fisch ist ebenfalls ein sehr guter Eiweißlieferant und enthält diverse wichtige Inhaltsstoffe, darunter etwa Omega-3-Fettsäuren. Doch die Bedingungen der Fischzucht oder des Fangs auf hoher See sind so problematisch, dass Fischverzehr die Ausnahme sein sollte: einmal pro Woche Seefisch – mehr lässt sich unter dem Aspekt der Nachhaltigkeit kaum mehr vertreten.

Zum tierischen Eiweiß gehören allerdings auch die Milchprodukte, wie etwa Käse, Frischkäse, Quark und Joghurt. Daher lautet die Empfehlung: Variieren Sie möglichst viele pflanzliche Produkte wie Getreide, Hülsenfrüchte und Nüsse miteinander und ergänzen Sie die Mischung hin und wieder mit tierischem Eiweiß. So bekommen Ihre Muskeln immer ausreichend Kraftstoff.

Wertvoll sind dabei übrigens Milchprodukte, die den Körper auch mit Kalzium versorgen. Diese Produkte haben viele Vorteile aus Sicht der Ernährungswissenschaft. Man kann diese Milchprodukte durch pflanzliche Mittel, etwa Hafermilch, ersetzen – aber dann sollten Sie auch darauf achten, dass wichtige Inhaltsstoffe und Vitamine zugesetzt sind, oder Sie holen sich diese aus anderen Quellen.

CLEVER KOMBINIERT

Proteine bestehen aus vielen Aminosäuren, darunter auch essenziellen Aminosäuren. Diese benötigt unser Körper, um eigene Proteine aufbauen zu können. Proteine aus tierischen Lebensmitteln sind den Proteinen des menschlichen Körpers meist ähnlicher als pflanzliche Eiweiße, d.h. , tierische Proteine liefern die unentbehrlichen Aminosäuren in einem für uns passenderen Mengenverhältnis. Diese gute „Proteinqualität" kann man aber auch mit pflanzlichen Lebensmitteln erreichen, wenn man clever innerhalb einer Mahlzeit kombiniert. Gut ergänzen sich etwa Getreideprodukte mit Hülsenfrüchten (Reis mit Linsendal, Brot mit Hummusaufstrich, Linsen mit Spätzle usw.) oder Nüsse mit Hülsenfrüchten, zum Beispiel in Salaten.

COOL-DOWN

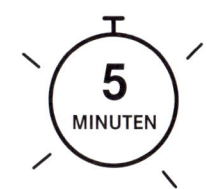

ZIEL: dehnen und entspannen

Jede Position **20–30 SEKUNDEN** oder **3–4 ATEMZÜGE** halten.

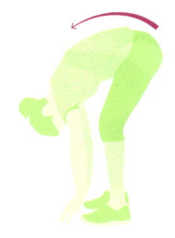

RUMPFBEUGE

Im Stand den Oberkörper so weit wie möglich nach unten abrollen, bis eine Dehnung in den Oberschenkelrückseiten spürbar ist.

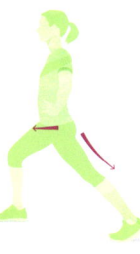

HÜFTBEUGER DEHNEN

In leicht versetzter Schrittstellung das vordere Bein beugen, das hintere bleibt gestreckt. Das Becken nach vorn schieben, sodass eine Dehnung im Hüftbeuger zu spüren ist. Dann Beinwechsel.

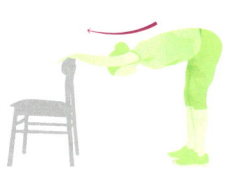

SCHULTERN & BRUST DEHNEN

Im hüftbreiten Stand die Arme schulterbreit auf eine Tisch- oder Stuhlkante legen und so nach vorn legen, bis sich der Kopf zwischen den gestreckten Armen befindet. Der Rücken bildet eine Linie mit dem Kopf.

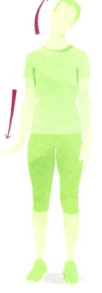

KOPF NEIGEN

Kopf behutsam zu einer Seite neigen, bis eine leichte Dehnung auf der gegenüberliegenden Seite zu spüren ist. Oberkörper bleibt aufrecht. Die Dehnung kann verstärkt werden, indem der gegenüberliegende Handrücken angezogen wird. Dann die andere Seite.

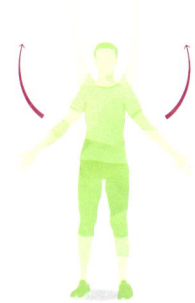

WIRBELSÄULE STRECKEN

Tief einatmen, Arme ausbreiten, über die Seiten nach oben bringen. Strecken Sie sich, während die Füße auf dem Boden bleiben. Ausatmend die Arme über die Seite wieder nach unten fallen lassen.

OUTDOOR-PROGRAMM

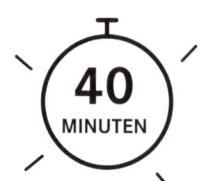

40 MINUTEN

WARM-UP: siehe Seite 57, 5 Minuten

AUSDAUER: LEVEL 1 (leicht) bis **LEVEL 2 (schwer),** 30 Minuten

WALKEN ODER LAUFEN

LEVEL 1: (Nordic) Walking
LEVEL 2: Laufen mit Gehpausen
LEVEL 3: Laufen

Die Belastung passt, wenn Sie sich während des Laufens noch unterhalten können. Ins Schwitzen dürfen Sie aber kommen. Ambitionierte bauen dazwischen noch Kräftigungsübungen (ab Seite 59) ein.

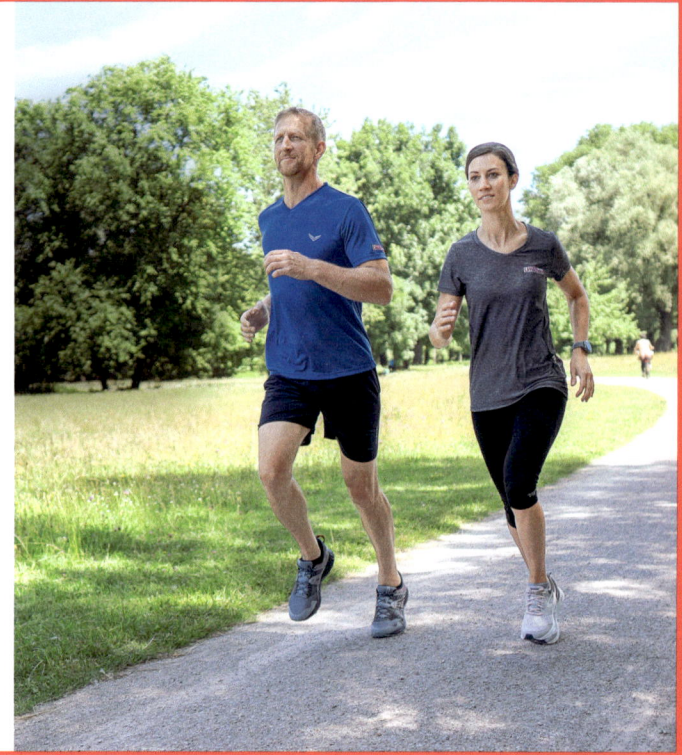

GUT VORBEREITET

Wer häufiger draußen trainiert, profitiert auch von Abwechslung in der Wahl der Strecken. Informieren Sie sich, wo es in Ihrer Nähe noch attraktive Parks und Flussufer gibt. Im Internet und als Apps gibt es zahleiche Angebote, die neue Reize fürs Outdoor-Training vorschlagen. Auch Lauf- oder Walkingtreffs können eine interessante Wahl sein, um in Gemeinschaft in Bewegung zu kommen und Neues zu entdecken.

COOL-DOWN: Übungen siehe Seite 63, 5 Minuten

HAUSAUFGABEN DER WOCHE

Sie haben mit viel Power bald schon die Hälfte des Programms erreicht! Super! Dann haben Sie auch die kraftvolle Wirkung der Hausaufgaben gespürt. Auch Ihre Erkenntnis ist so etwas wie ein Muskel, der mit zunehmenden Reizen wächst. Also ran an die nächsten Aufgaben!

BEWEGUNG

• Machen Sie diese Woche ab und zu alltagsnahe Krafttests wie den folgenden: Stehen Sie von einem Stuhl abwechselnd mit dem rechten und linken Bein auf. Wenn Ihnen diese Übung schwerfällt, können Sie durch ein Kissen oder Polster die Sitzposition etwas erhöhen. Fällt Ihnen die Übung leicht, erweitern Sie den Krafttest.
• Dazu nehmen Sie einfach bei Treppen zwei Stufen auf einmal.
• Weitere Übungsvorschläge – auch für die anderen Muskelgruppen — finden Sie in unserem Übungsprogramm.

ERNÄHRUNG

Sie können es auch ohne Fleisch schaffen, Ihre Muskeln gut zu nähren.
• Ersetzen Sie in dieser Woche mindestens drei Mahlzeiten, bei denen Sie üblicherweise Fleisch, Wurst oder Fisch essen, durch vegetarische Eiweiß-Power-Gerichte. Das klingt womöglich schwierig, aber Sie werden merken, dass es gut funktioniert und Ihnen die Kraft auch nicht ausgeht. Rezepte finden Sie ab Seite 104.

• Leichte Brotzeit: Ersetzen Sie Butter durch Quark, Frischkäse oder körnigen Frischkäse und belegen Sie ihn mit Gemüse wie zum Beispiel Tomaten, Gurken, Radieschen oder Kresse statt mit Wurst.

MOTIVATION

• Machen Sie es sich schön! Wenn Sie das Trainingsprogramm für Ihre Fitness nun schon seit mehr als vier Wochen absolvieren, haben Sie vielleicht auch schon einen Stammplatz für Ihre Übungen gefunden. Diese Woche widmen Sie sich der Gestaltung dieses Umfelds: Machen Sie sich dieses Trainingsumfeld so attraktiv wie möglich. Haben Sie schöne Einrichtungsgegenstände? Sind Ihre Trainingsmatten greifbar? Haben Sie vielleicht Blumen oder andere attraktive Dekoration, die diesen Ort für Sie einladend macht?
• Sorgen Sie, wenn Sie es mögen, für Unterhaltung beim Krafttraining – mit Fernseher, Radio oder den passenden Vorrichtungen fürs Smartphone oder das Tablet.

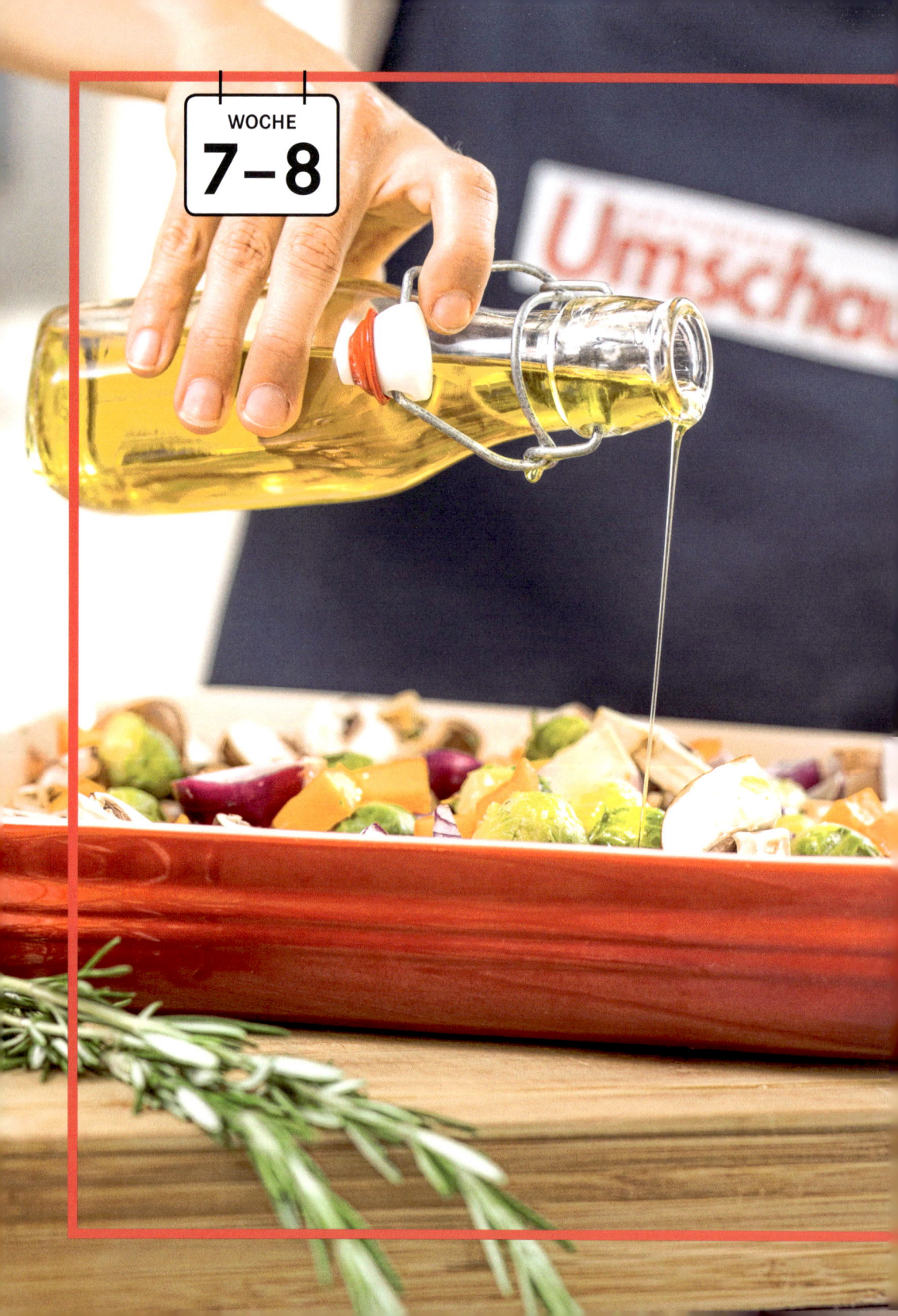

WOCHE
7–8

BESSER MIT BALANCE

TAG 1 / TAG 8	TAG 2 / TAG 9	TAG 3 / TAG 10	TAG 4 / TAG 11	TAG 5 / TAG 12	TAG 6 / TAG 13	TAG 7 / TAG 14
INDOOR Schwerpunkt Koordination ca. 25 Min.	**OUTDOOR** Schwerpunkt Ausdauer ca. 45 Min.	**RUHETAG**	**INDOOR** Schwerpunkt Koordination ca. 25 Min.	**OUTDOOR** Schwerpunkt Ausdauer ca. 45 Min.	**FREIE WAHL** „Lieblings-programm" mind. 25 Min.	**FREIE WAHL** mind. 25 Min.
1. Warm-up 2. Hauptteil: Kraft und Koordination 3. Cool-down	1. Warm-up 2. Hauptteil: Ausdauer, optional Kraft 3. Cool-down		1. Warm-up 2. Hauptteil: Kraft und Koordination 3. Cool-down	1. Warm-up 2. Hauptteil: Ausdauer, optional Kraft 3. Cool-down	Freie Wahl: Tanzen, Wandern, Spazierengehen, Radfahren, Schwimmen, Nordic Walking	Übungen wie z.B. an Tag 6/13

Ernährungsaufgabe: Gemüse ist Trumpf.

KOORDINIERTES ZUSAMMENSPIEL IST WERTVOLL FÜR UNSER LEBEN

Einzelne Elemente entfalten erst miteinander und gut kombiniert große Wirkung. Deshalb blicken wir ab jetzt auf die Koordination. Bewusst eingesetzt – in Sport und Ernährung – steigert das langfristig unser Wohlbefinden.

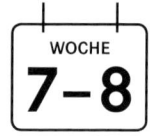

WOCHE

7–8

Noch mehr Tipps sowie Anregungen und Übungen für mehr Koordination finden Sie auch online: www.a-u.de/ FitIn12WochenBewegung

Das Zusammenspiel vieler einzelner Teile in einem großen Ganzen ist ein Meisterwerk. Bei Musikorchestern ist das eindeutig zu hören, zu spüren und auch zu sehen. Spielt jemand allein eine Melodie von Beethoven – oder ein ganzes Orchester, dirigiert von einer Person mit Überblick? Der Unterschied ist gewaltig.

Es lässt sich aber beispielsweise auch bei sportlichen Höchstleistungen erkennen, wo Athleten und Athletinnen über Jahre an einzelnen Bewegungsabläufen feilen. Arme, Beine, Rumpf, Schultern, Füße und natürlich der Kopf, alles muss in einem geschmeidigen Ablauf zusammenspielen. Der Einklang verschiedenster Details, Prozesse und Bewegungen zu einem großen Ganzen also macht gelungene Koordination aus.

Das Bild vom Orchester passt auch in unser Leben, denn perfektes Zusammenspiel leisten wir Tag für Tag: Schauen wir doch nur mal, was wir gut aufeinander abgestimmt alles unter einen Hut bekommen. Aber wie ist es, wenn wir uns in Ausnahmezeiten, wie etwas während der Corona-Pandemie, um Kinder, Haushalt, Partner, Freunde und die Arbeit parallel kümmern müssen? Haben wir dabei auch uns selbst ausreichend im Blick? Denken wir gesund an uns selbst, dann merken wir, ob die Dinge in unserem Leben zusammenpassen und sich ergänzen – so wie die Töne der Instrumente im Orchester harmonisch zusammenklingen.

WARM-UP

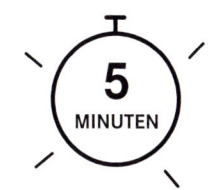

5 MINUTEN

ZIEL: Kreislauf auf Trab bringen,
Koordination stärken, mobilisieren

Ausgangsposition: hüftbreiter, aufrechter Stand. Jede Übung etwa
1 Minute lang durchführen. 15 Wiederholungen pro Seite bzw. Richtung.

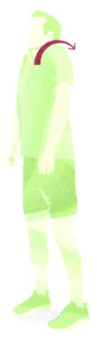

SCHULTERN KREISEN

Schultern langsam nach
hinten kreisen. Arme
hängen locker neben
dem Körper.

LAUFEN AUF DER STELLE

Auf der Stelle laufen: Knie
nach oben anziehen und Arme
gegengleich mitnehmen.

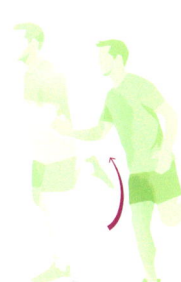

ANFERSEN

Fersen im Wechsel zum Ge-
säß bringen. Das Knie zeigt
dabei Richtung Boden. Beide
Arme schwingen kraftvoll mit.

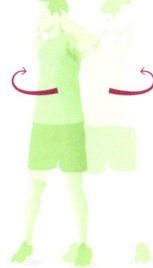

RUMPF DREHEN

Im überhüftbreiten Stand
Oberkörper im Wechsel
nach rechts und links drehen. Becken bleibt stabil
nach vorn gerichtet.

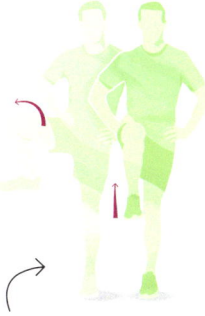

Variante a

HÄNDE ZUM KNIE

a Knie im Wechsel anheben und
mit der gegenüberliegenden
Hand berühren.
b Knie im Wechsel anheben und
mit dem gegenüberliegenden
Ellenbogen berühren.

Wollen wir in Bezug auf unsere Gesundheit die Dinge gekonnt unter einen Hut bekommen, dann geht es nun darum, Routinen zu hinterfragen und Dinge auch einmal anders zu machen. Das ist auch für unser Gehirn und unsere Fitness wichtig, im Großen wie im Kleinen.

Ändern wir unsere Abläufe, bewegen wir uns ganz anders als gewohnt. Fordern wir die Vielseitigkeit unseres Körpers heraus! Es tut uns gut, wenn wir statt stumpfer Wiederholung mit Fantasie und Einfallsreichtum vorgehen. Das ist auch gesünder, denn wir verlassen monotone, oft sogar ungesunde Routinen. Ein bisschen Spielerei, eine Prise mehr Vielseitigkeit und ein neuer Blick auf tägliche Abläufe werden uns dabei helfen, das eigene Wohlbefinden und auch die persönliche Leistungsfähigkeit zu steigern. Das gilt bei der Bewegung wie beim Essen.

PERFEKTE ABSTIMMUNG
Gezieltes Training erhält
die Leistungsfähigkeit

Treppen steigen, Schränke einräumen, Gartenarbeit – schauen wir uns die Bewegungen unseres Alltagslebens an, dann verbergen sich in vielen Fällen enorm anspruchsvolle Zusammenspiele der Nerven und Muskeln hinter vermeintlich einfachen Tätigkeiten. Diese Erkenntnis sollte uns besonders viel bedeuten: Unsere körperliche Leistungsfähigkeit hängt in besonderem Maße auch damit zusammen, wie gut wir die einzelnen Abläufe in unserer Muskulatur miteinander koordinieren. Das sollten wir üben, immer und immer wieder – gerade, weil wir älter werden und den natürlichen Alterungsprozessen nicht entkommen. Mit gezieltem Koordinationstraining erhalten wir unsere Leistungsfähigkeit und auch die Möglichkeit, Neues und Herausforderndes zu meistern.

**Sichere Bewegungsabläufe
sind von großem Vorteil**
Koordination – das ist eben nicht nur etwas für Kunstturnerinnen oder Eishockeyspieler. Wir brauchen sie, um in unserem Leben gut zurechtzukommen. Jede Fertigkeit, jeder gelernte Bewegungsablauf besteht in Wahrheit aus einer Vielzahl einzelner Komponenten. Nicht nur unsere muskuläre Fähigkeit ist hierfür wichtig, sondern auch unsere Kognition, also unsere Wahrnehmung und das Erkennen. Verschlechtern sich etwa unsere Sinne wie Hören oder Sehen, so entstehen daraus neue Anforderungen an unser Gehirn, um die Muskeln dennoch richtig anzusteuern – um gewünschte Ergebnisse zu erreichen und auch um Stürze zu verhindern.

Es ist wichtig, sich öfter an Neues heranzutrauen und Abläufe auch einmal bewusst anders auszuführen. Auf diese Weise lässt sich die Koordination des Bewegungsapparats verbessern. Je älter wir werden, desto mehr gilt dies. Was Kindern noch spielend leicht gelingt, bedeutet für ältere Erwachsenen, dass sie Abläufe oft wiederholen müssen, bis sie routiniert angewendet werden können. Das Gute daran: Beschäftigen wir uns be-

KRÄFTIGUNG

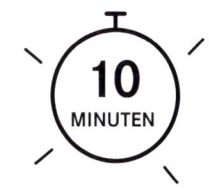

10 MINUTEN

Als Orientierung für die Belastungsdauer gilt:
LEVEL 1: 10–15 Wiederholungen pro Übung
LEVEL 2: 15–20 Wiederholungen
LEVEL 3: mind. 20 Wiederholungen
Jeweils 2 Durchgänge

---

①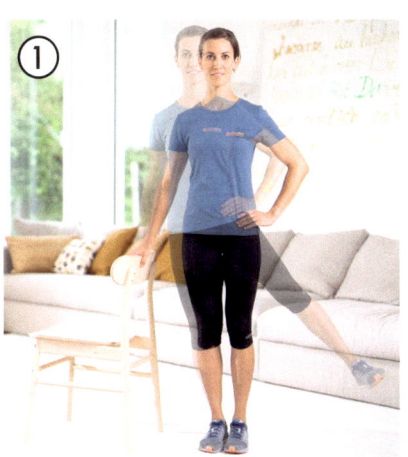

SEITLICHES BEINHEBEN-
Für die Hüft- und Bein-muskulatur

LEVEL 1: An einem Stuhl oder einer Wand abstützen, ein Bein gestreckt nach außen anheben und wieder zum Boden bringen.
LEVEL 2: Wie Level 1, der Fuß bleibt jedoch während der Übung in der Luft.
LEVEL 3: Wie Level 2, aber ohne Festhalten.

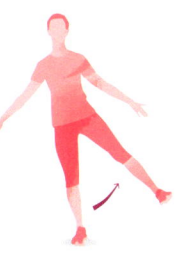

LEVEL 3

---

②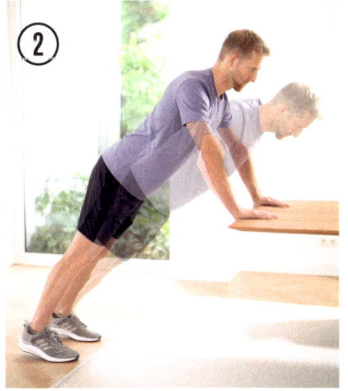

LIEGESTÜTZ
Für die Arm-, Schulter-, Rumpfmuskulatur
Hände schulterbreit auf Höhe der Schultern aufstellen, Ellbogen beugen. Der Körper bildet eine Linie bis zu den Füßen (Level 1, Level 3) bzw. bis zu den Knien (Level 2).

LEVEL 1: An einer stabilen Tischkante
LEVEL 2: Am Boden auf Knien
LEVEL 3: Am Boden auf Fußspitzen

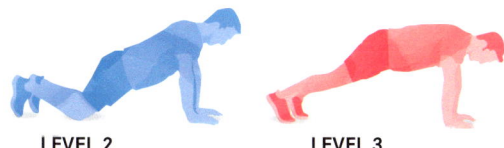

LEVEL 2   **LEVEL 3**

wusst mit der Koordination, halten wir uns an den Übungsplan, dann können wir noch sehr viel erreichen, um beweglich zu bleiben.

Der große Gegner, der uns oft im Wege steht, ist die Bequemlichkeit. Ob es nun der Aufzug ist, die elektrische Heckensäge oder die Helfer in der Küche: Viele Abläufe lassen wir uns heutzutage von technischen Geräten abnehmen und bringen uns damit um eigene Chancen.

Gehirn und Muskeln gezielt in Einklang bringen

Dabei ist es ganz einfach: Wer sich dauerhaft fordert, wer Bewegungsabläufe bewusst ausübt, bleibt auch beweglich. In den vergangenen Wochen haben wir an den Grundlagen gearbeitet und unsere Ausdauer und Kraft verbessert. Der nächste Schritt ist, die Abläufe in unserem Gehirn, in den Nervenbahnen und den Muskeln zum Gesamtkunstwerk der koordinierten Bewegung zu verknüpfen.

Fordern wir uns also heraus, setzen uns zeitliche Ziele oder führen wir bewusst zwei Dinge auf einmal aus. Das mag erst mal ungewohnt sein. Probieren Sie es aus. Versuchen Sie zum Beispiel, auf einer Linie zu balancieren und dabei ein Tablett zu tragen. Tipp: Beim ersten Versuch sollte besser nichts Wertvolles auf dem Tablett stehen. Versuchen Sie gleichzeitig, Ihren Namen rückwärts zu buchstabieren – für Ihre Koordinationsfähigkeit haben solche Übungen einen langfristigen Wert.

FRISCHEKICK FÜR DEN SPEISEPLAN
Gemüse versorgt den Körper mit wertvollen Nährstoffen

Es gibt eine Kernbotschaft für die gut koordinierte Ernährung. Sie lautet: Gemüse vor! Gemüse ist so vielseitig wie die Muskulatur in unserem Körper, die ganz unterschiedliche Fähigkeiten besitzt und daher für sehr unterschiedliche Zwecke genutzt kann.

Wer eine gut koordinierte Ernährung über Gemüse erreichen möchte, darf ganz bewusst tief in die Gemüsekiste greifen. Für gesunde Erwachsene heißt das: Täglich mindestens drei Portionen, besser sogar vier Portionen Gemüse essen. Über den Tag verteilt sind 400 bis 500 Gramm Gemüse empfehlenswert. Idealerweise essen Sie die Hälfte davon gegart und die andere Hälfte als Rohkost oder Salat.

Sie werden schnell merken, wie vielseitig Ihr Speiseplan plötzlich wird: Mal gibt es geschälte Möhren, Gurken und Kohlrabi als Snack, mal den Feldsalat mit Champignons, mal gedünsteten Brokkoli.

Das alles zusammen ist schon ganz schön kunstvoll. Ergänzen Sie noch etwa 250 Gramm Obst am Tag und Sie sind auf dem besten Weg zu einer perfekt aufeinander abgestimmten Ernährung. Praxistipp: Wer nicht immer alles exakt abwiegen will, nimmt einfach die eigene Hand als Maß. Bei Erwachsenen und Kindern entspricht eine Portion Obst oder Gemüse etwa einer Handvoll.

KRÄFTIGUNG

Als Orientierung für die Belastungsdauer gilt:
LEVEL 1: 10–15 Wiederholungen
LEVEL 2: 15–20 Wiederholungen
LEVEL 3: mind. 20 Wiederholungen
Jeweils 2 Durchgänge

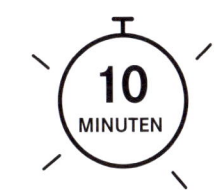

10
MINUTEN

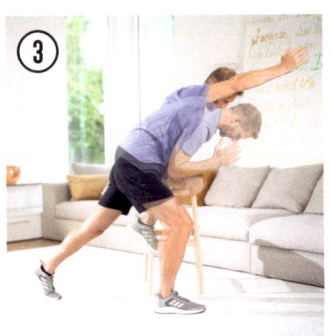

③

VIERFÜSSLER

Für die Rückenmuskulatur

LEVEL 1: Seitlich an einer stabilen Stuhllehne abstützen, Oberkörper leicht nach vorn beugen. Im Wechsel denäußeren Arm und das diagonale Bein ausstrecken. Knie und Ellbogen nun zusammenführen.

LEVEL 2: Im Vierfüßlerstand Arm und Bein diagonal nach vorn bzw. hinten ausstrecken – und wieder zurück in die Ausgangsposition bringen.

LEVEL 3: Wie Level 2, jedoch Arm und Bein diagonal unter dem Körper zusammenführen. Der Rücken bleibt gerade.

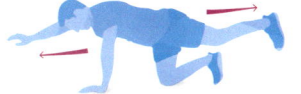

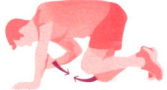

LEVEL 2   LEVEL 3

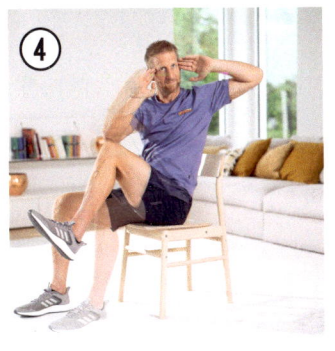

④

SCHRÄGE CRUNCHES

Für die Bauchmuskulatur

LEVEL 1: Im Sitzen Fingerspitzen an die Schläfen legen. Ein Knie anheben und mit dem gegenüberliegenden Ellbogen zusammenführen.

LEVEL 2: In Rückenlage Füße aufstellen, Fingerspitzen an die Schläfen. Ellenbogen und das gegenüberliegende Knie zusammenführen, indem sich der obere Rücken vom Boden löst.

LEVEL 3: Beine in der Luft anwinkeln. Ellbogen zum gegenüberliegenden Knie führen, das andere Bein ausstrecken. Im Wechsel.

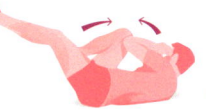

LEVEL 3

Leider kommt das Gemüse im Alltag bei den meisten Menschen viel zu kurz. Ausflüchte wie „keine Zeit zum Zubereiten oder Kochen" sind schnell gefunden. Doch seien Sie ehrlich zu sich selbst. Im Grunde bremst uns hier die gleiche Bequemlichkeit aus, wie beim Trainieren unserer körperlichen Fähigkeiten.

Deshalb nehmen wir uns ab dieser Woche vor, Gemüse und Obst vielseitig und täglich in unseren Alltag einzuplanen und besser zu koordinieren.

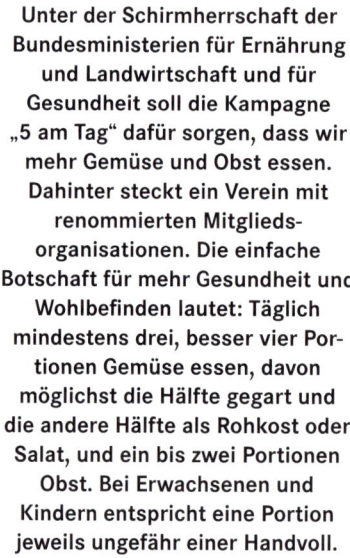

FÜNF AM TAG

Unter der Schirmherrschaft der Bundesministerien für Ernährung und Landwirtschaft und für Gesundheit soll die Kampagne „5 am Tag" dafür sorgen, dass wir mehr Gemüse und Obst essen. Dahinter steckt ein Verein mit renommierten Mitgliedsorganisationen. Die einfache Botschaft für mehr Gesundheit und Wohlbefinden lautet: Täglich mindestens drei, besser vier Portionen Gemüse essen, davon möglichst die Hälfte gegart und die andere Hälfte als Rohkost oder Salat, und ein bis zwei Portionen Obst. Bei Erwachsenen und Kindern entspricht eine Portion jeweils ungefähr einer Handvoll.

Gemüse ist kalorienarm, geschmacklich abwechslungsreich, voll mit wertvollen Inhaltsstoffen. Wer den Teller immer zur Hälfte mit Gemüse füllt, entscheidet sich immer richtig für Gesundheit und geschmackliches Erlebnis. Quasi nebenher nehmen wir mit dem Gemüse und auch Obst fast alle Nährstoffe zu uns, die für unseren Körper und unsere Leistungsfähigkeit bedeutsam sind.

Schutz vor Krankheiten durch Gemüse auf dem Teller

Fakt ist: Gemüse-Esser leiden seltener an Herz-Kreislauf-Erkrankungen. Studien deuten darauf hin, dass das Risiko für einige Krebsarten durch Gemüse sinkt. Die knackige und bunte Ernte vom Acker und aus dem Garten liefert zudem lebenswichtige Vitamine und viele Mineralstoffe wie Magnesium und Kalium sowie sekundäre Pflanzenstoffe.

Besonders wertvoll wird unsere Ernährung, wenn wir uns auch an Neues heranwagen. Tauschen wir etwa das gewohnte Fleisch auch mal gegen geschmackvolle Gemüsezubereitungen ein, setzen wir wichtige Akzente beim Essen. Den Schwerpunkt auf Gemüse zu legen, verschafft uns gleichzeitig neue Lust am Einkauf, Kochen und Genießen.

Kombinieren wir unser Essen und Trinken auf diese Weise, bieten wir auch unseren Muskeln alles, was sie für ihr Zusammenspiel benötigen. Lähmende Routine wandelt sich in Lust, den Genuss neu zu erleben. Um Ihnen den Umstieg möglichst leicht zu machen, finden Sie ab Seite 104 viele köstliche Rezepte, in denen Gemüse die Hauptrolle auf dem Teller spielt.

COOL-DOWN

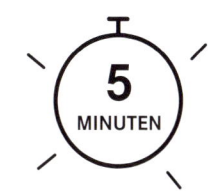

ZIEL: dehnen und entspannen
Jede Position **20–30 SEKUNDEN** oder **3–4 ATEMZÜGE** halten.

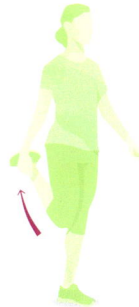

OBERSCHENKEL DEHNEN

Einen Fußknöchel greifen, die Knie möglichst auf gleiche Höhe bringen. Bauchnabel Richtung Wirbelsäule ziehen, Becken etwas nach vorn schieben. Unsichere halten sich fest. Bein wechseln.

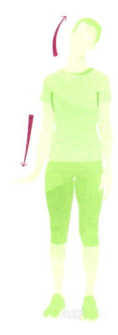

KOPF NEIGEN

Kopf behutsam zu einer Seite neigen, bis eine leichte Dehnung auf der gegenüberliegenden Seite zu spüren ist. Oberkörper bleibt aufrecht. Die Dehnung kann verstärkt werden, indem der gegenüberliegende Handrücken angezogenwird. Dann die andere Seite.

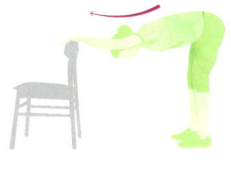

SCHULTERN & BRUST DEHNEN

Im hüftbreiten Stand die Arme schulterbreit auf eine Tisch- oder Stuhlkante legen. Soweit nach vorn lehnen, bis sich der Kopf zwischen den gestreckten Armen befindet. Der Rücken bildet eine Linie mit dem Kopf.

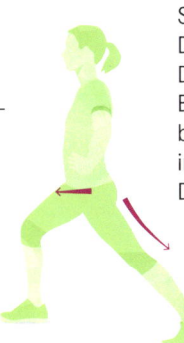

WADEN DEHNEN

Schritt nach vorn machen. Das vordere Bein beugen. Die Ferse des hinteren Beins in den Boden schieben, bis eine Dehnung in der Wade zu spüren ist. Dann das andere Bein.

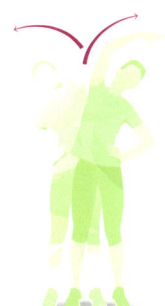

OBERKÖRPER NEIGEN

Im hüftbreiten Stand einen Arm über den Kopf strecken und den Oberkörper seitlich zur gegen-überliegenden Seite neigen – bis eine Dehnung inder seitlichen Rumpfmuskulatur zu spüren ist.

OUTDOOR-PROGRAMM

45 MINUTEN

WARM-UP: siehe Seite 69, 5 Minuten

AUSDAUER: LEVEL 1 (leicht) bis **LEVEL 2 (schwer),** 35 Minuten

WALKEN ODER LAUFEN

LEVEL 1: (Nordic) Walking
LEVEL 2: Laufen mit Gehpausen
LEVEL 3: Laufen

Die Belastung passt, wenn Sie sich während des Laufens noch unterhalten können. Ins Schwitzen dürfen Sie aber kommen. Ambitionierte bauen dazwischen noch Kräftigungsübungen (ab Seite 71) ein.

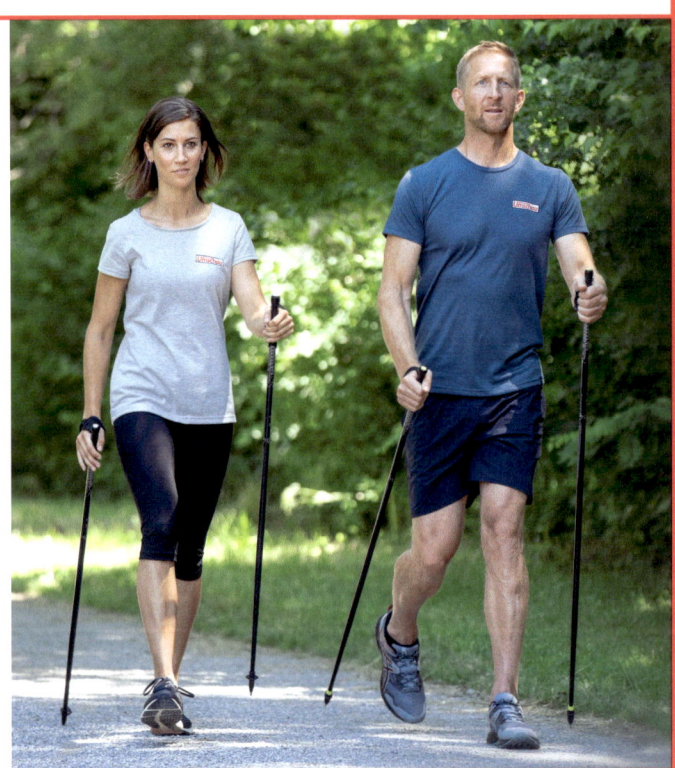

SMARTE UNTERSTÜTZUNG

Wie sieht es aus mit Ihrer Fitness? Viele Menschen setzen inzwischen gern auf technische Unterstützung, wenn es ums Sportmachen geht. Mit speziellen Apps lassen sich die Einheiten recht genau aufzeichnen, Sie können Ihren Trainingsfortschritt einfach dokumentieren und sich mit anderen Sportlern austauschen. Das geht schon mit einem Smartphone. Aber auch Fitness-Armbänder und Smartwatches sind für viele Menschen Motivationshelfer.

COOL-DOWN: Übungen siehe Seite 75, 5 Minuten

HAUSAUFGABEN DER WOCHE

Machen Sie aus Ihrem Alltag ein wohlklingendes Orchester! Mit den Aufgaben für diese zwei Wochen fordern Sie sich heraus und bringen sich auf neue Gedanken. Diese Form der Koordination ist gerade für die langfristige Fitness wertvoll.

BEWEGUNG

Holen Sie sich die Artistik ins Haus. Dafür brauchen Sie keine Slackline und kein Trapez.
• Stellen Sie sich doch beim Zähneputzen mal ganz bewusst nur auf ein Bein.
• Wählen Sie für das Manövrieren mit der Zahnbürste die ungewohnte Hand. Üben Sie dieses dann an mehreren aufeinanderfolgenden Tagen – und spüren Sie dem Lerneffekt nach.
• Finden Sie auch andere Situationen in Ihrem Leben, in denen solche ungewohnten Koordinationsübungen zunächst schwierig, aber doch wertvoll sind?

• Nächste Woche wiederholen Sie das noch mal mit einem weiteren Obst oder Gemüse!
• Experimentieren Sie mit Rezepten. Was passiert, wenn Sie eine Hauptzutat durch ein ähnliches Produkt austauschen? Schmecken Sie den Unterschied?
• Können Sie seit Langem geliebte Rezepte selbst so umstellen, dass sie vielleicht ein bisschen besser zu Ihren langfristig gesünderen Gewohnheiten passen? Überlegen Sie es sich mit einem Ihrer Standardgerichte.

ERNÄHRUNG

• Schaffen Sie Schönheit mit Gemüse und Obst. Denn das Auge mag die bunten Vielfalt.
• Kaufen Sie in dieser Woche doch mal ganz bewusst Gemüse- und Obstsorten, die Sie vor allem optisch ansprechen.
• Schauen Sie sich an, was in diesem Naturprodukt steckt, wo es herkommt und was man damit alles machen kann.

MOTIVATION

• Suchen Sie sich Gleichgesinnte. Denn sowohl beim Sporttreiben als auch beim Kochen ist es von Vorteil, wenn wir uns mit anderen Menschen austauschen und gemeinsame Gedanken teilen.
• Verabreden Sie sich diesmal mit einem anderen Menschen für Ihre Outdoor-Aktivität – und finden Sie auch jemanden, mit dem Sie sich über Gemüse und seine Zubereitung austauschen können. Machen Sie daraus doch feste Verabredungen.

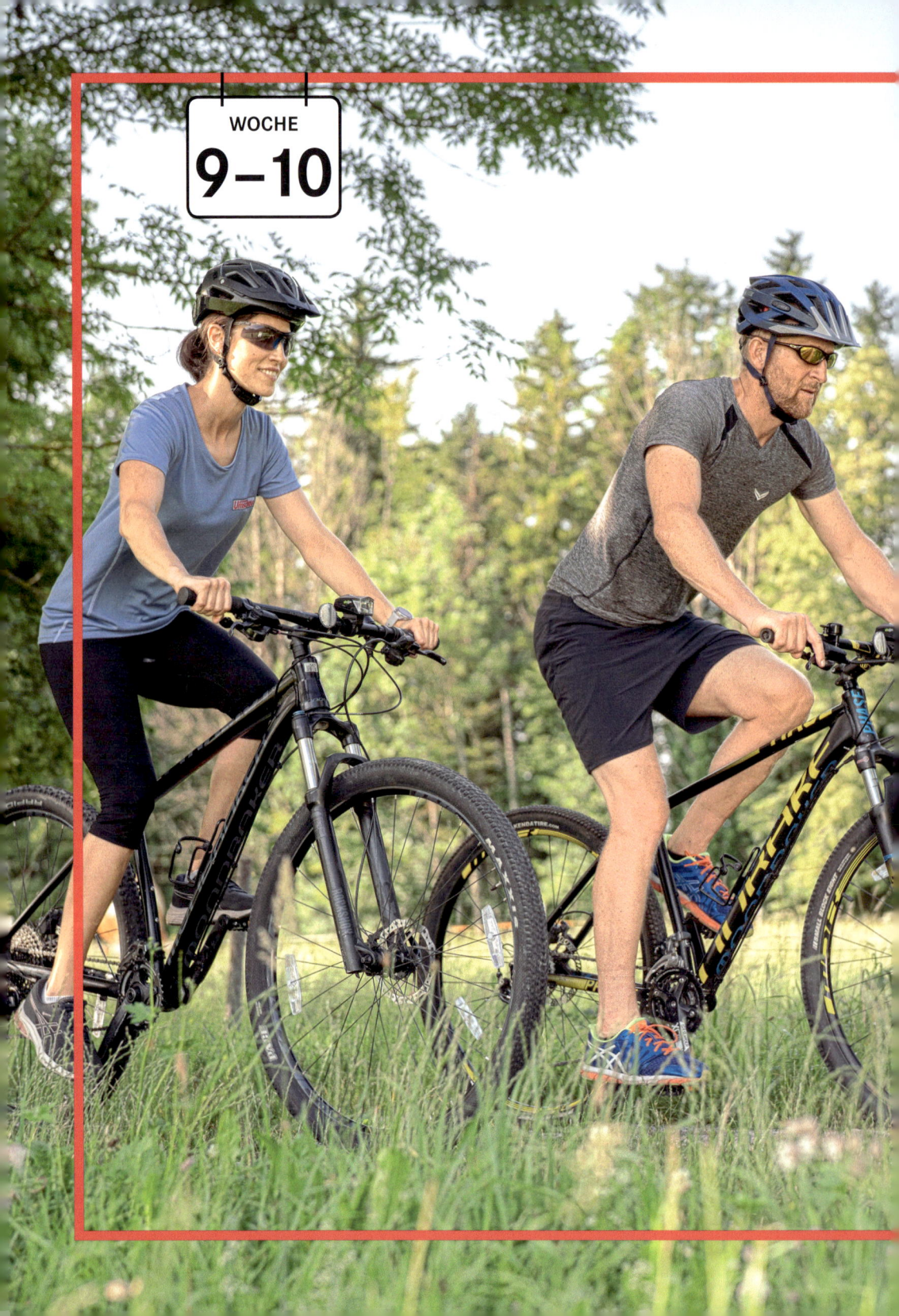

WOCHE

9–10

BEWEGLICH BLEIBEN

TAG 1 / TAG 8	TAG 2 / TAG 9	TAG 3 / TAG 10	TAG 4 / TAG 11	TAG 5 / TAG 12	TAG 6 / TAG 13	TAG 7 / TAG 14
INDOOR Schwerpunkt Beweglichkeit ca. 25 Min.	**OUTDOOR** Schwerpunkt Ausdauer ca. 55 Min.	**RUHETAG**	**INDOOR** Schwerpunkt Beweglichkeit ca. 25 Min.	**OUTDOOR** Schwerpunkt Ausdauer ca. 55 Min.	**FREIE WAHL** „Lieblings-programm" mind. 25 Min.	**FREIE WAHL** mind. 25 Min.
1. Warm-up 2. Hauptteil: Kraft und Beweglichkeit, optional Ausdauer 3. Cool-down	1. Warm-up 2. Hauptteil: Ausdauer, optional Kraft 3. Cool-down		1. Warm-up 2. Hauptteil: Kraft und Beweglichkeit, optional Ausdauer 3. Cool-down	1. Warm-up 2. Hauptteil: Ausdauer, optional Kraft 3. Cool-down	Freie Wahl: Wandern, Spazierengehen, Radfahren, Schwimmen, Nordic Walking	Übungen wie z.B. an Tag 6/13

Ernährungsaufgabe: Geschmack neu erleben – probieren SIe für Sie neue Lebensmittel aus.

MIT VIELSEITIGKEIT DEN GENUSS IM ALLTAG STEIGERN

Wer rastet, der rostet. Routinen machen uns das Leben leicht, aber eben irgendwann auch schwer. Wer bewusst gegen zu starre Gewohnheiten arbeitet, hat langfristig mehr vom Leben: mehr körperliche Fitness, mehr Genuss und einfach eine bessere Gesundheit.

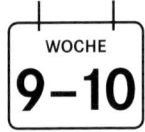

WOCHE
9–10

Menschen sind Gewohnheitstiere und oft wahnsinnig unflexibel. Man sieht es immer wieder: Jogger laufen einfach drauflos, im Fitnessstudio geht's direkt ran an die Geräte. Auch in Ernährungssachen befolgen viele von uns vielfach sehr starre Ansichten, die schnell eintönig werden. Kurz gesagt: Uns fehlt es an geistiger Dehnbarkeit.

Interessanterweise ist gerade das Dehnen selbst ein Thema, das in der Vergangenheit oft allzu stur betrachtet wurde. Alte Überzeugungen der Sportwissenschaft sitzen noch immer fest in vielen Köpfen und leiten uns zu Verrenkungen an, deren Nutzen fraglich ist. Die alten Ansichten sind oft übertrieben, mitunter sogar falsch. Denn beim Dehnen vor und nach der körperlichen Aktivität hat sich vieles als zumindest nicht belegbar herausgestellt. Die alte Lehre lautete: Dehnen, dehnen, dehnen – messbar brachte das aber keine Auswirkung. Um flexibel zu sein, verfolgen wir hier einen pragmatischeren Ansatz.

Beweglichkeit spielt aber nicht nur für die körperliche Aktivität eine wichtige Rolle. Gerade auch in der Ernährung sollten wir beweglich sein. Im Klartext heißt das: auch bei der Wahl der Lebensmittel flexibel zu sein, Eintönigkeit zu vermeiden und Speisen auszuprobieren, die sich auch im Hinblick auf die Nachhaltigkeit mit gutem Gewissen konsumieren lassen.

WARM-UP

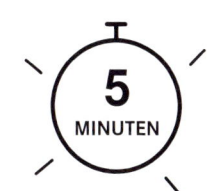

5 MINUTEN

ZIEL: Kreislauf auf Trab bringen, Koordination stärken, mobilisieren

Ausgangsposition: hüftbreiter, aufrechter Stand. Jede Übung etwa 1 Minute lang durchführen. 15 Wiederholungen pro Seite bzw. Richtung.

LAUFEN AUF DER STELLE

Ein Knie jeweils im Stehen nach oben anziehen und Arme gegengleich mitnehmen.

Variante c

ARME KREISEN

a Beide Arme nacheinander vorwärtskreisen – wie beim Kraulschwimmen.
b Beide Arme rückwärts kreisen – wie beim Rückenschwimmen.
c Gleichzeitig einen Arm vorwärts- und einen rückwärtskreisen.

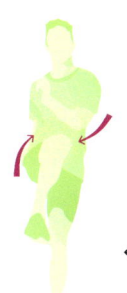

ELLENBOGEN ZUM KNIE

a Knie im Wechsel anheben und mit der gegenüberliegenden Hand berühren.
b Knie im Wechsel anheben und mit dem gegenüberliegenden Ellenbogen berühren.

Variante b

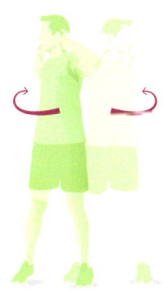
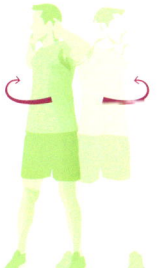

RUMPF DREHEN

Im uberhüftbreiten Stand Oberkörper im Wechsel nach rechts und links drehen. Becken bleibt stabil nach vorn gerichtet.

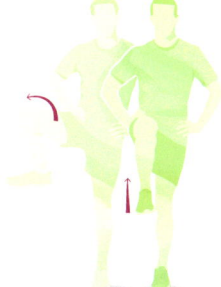

BEINE NACH AUSSEN KREISEN

Ein Knie anheben und nach außen kreisen. Erhöhen Sie langsam das Bewegungstempo. Dann Beinwechsel. Unsicher? Mit einer Hand festhalten.

Unsere Beweglichkeit vernachlässigen wir allzu oft. Irgendwann merken wir, wie schwer es uns fällt, an Dinge heranzukommen, die ein wenig außerhalb unserer Komfortzone liegen oder stehen. Dafür gibt es Gründe: Wir „verkürzen" durch unseren Lebensstil. Hand aufs Herz: Wie oft haben Sie die Übungen zum Warm-up und Cool-down schon ausgelassen? Dabei geht es bei diesen Übungen eben um einen sehr relevanten Teil von Fitness, nämlich die Beweglichkeit.

Auch beim Essen zeigen wir uns oft unbeweglich, wir machen alles genau so, wie wir es immer tun. Statt stets den Weg des geringsten Widerstands zu gehen, entdecken wir doch lieber die Lust an der geistigen und körperlichen Beweglichkeit, am Schmecken, Riechen und Fühlen. Wir können all das erreichen, ohne uns überanstrengen zu müssen. Sie brauchen dafür weder besondere Sportartikel noch Nahrungsergänzungsmittel. Beherzigen Sie die einfachen Grundregeln und die bewusste Vielseitigkeit aus diesen 12 Wochen und Sie haben das notwendige Rüstzeug für ein aktives und langes Leben.

GUT GEDEHNT
Für mehr Beweglichkeit ist es nie zu spät

Die Schuhe zubinden oder aus dem hintersten Eck im Schrank ein Utensil holen, das wir nur einmal im Jahr brauchen – bei diesen oder ähnlichen Tätigkeiten merken wir, ob unser Körper beweglich ist. Oder ob wir ihn vielleicht doch mal lieber ein bisschen mehr dehnen sollten. Auch wenn wir viel für unsere Ausdauer tun, wenn wir unsere Körperpartien durch regelmäßiges Krafttraining stärken und unsere Bewegungsabläufe sogar ganz bewusst koordinieren, sollten wir uns immer auch Zeit für diesen Aspekt unserer Fitness nehmen: Beweglichkeit ist für unsere Leistungsfähigkeit ebenso wichtig wie für unser Wohlbefinden. Oft dauert es im Leben, bis Menschen die eingeschränkte Beweglichkeit wirklich spüren. Dagegen tun können wir allerdings dann immer noch viel – und es lohnt sich auch, früher damit anzufangen.

Gelenke und Muskulatur ermöglichen Beweglichkeit

Nachweislich bauen Menschen ab etwa 50 Jahren in ihrer körperlichen Beweglichkeit merklich ab. Spätestens dann empfiehlt sich ein regelmäßiges Training, um diese zu erhalten. Allerdings geht es heutzutage nicht mehr um stundenlanges, schmerzhaftes Dehnen. Zielgerichtete Übungen lassen sich in relativ kurzer Zeit in den Tagesablauf einbauen und bringen die gewünschten Effekte.

Gerade als Gegensatz zu unserem oft sehr passiven Lebensstil, bei dem wir viel Zeit in sitzender oder vielleicht noch stehender Position verbringen, empfiehlt sich eine bewusste Dehnung in die Gegenrichtung.

Beweglich werden wir durch zweierlei: zum einen durch die Gelenke, die in unserem gesamten Körper für die Kraftübertragung sorgen und unsere Bewegungen überhaupt erst ermöglichen. Zum anderen

KRÄFTIGUNG

10 MINUTEN

Als Orientierung für die Belastungsdauer gilt:
LEVEL 1: 10–15 Wiederholungen pro Übung
LEVEL 2: 15–20 Wiederholungen
LEVEL 3: mind. 20 Wiederholungen
Jeweils 2 Durchgänge

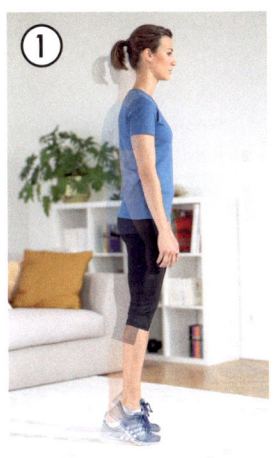

①

WADENHEBER
Für die Unterschenkelmuskulatur
LEVEL 1: Hüftbreit stehen. Auf die Fußballen stellen, dann die Fersen langsam wieder zum Boden absenken. Wer unsicher ist, kann sich an einem stabilen Stuhl festhalten.
LEVEL 2: Wie Level 1, die Ferse bleibt beim Absenken aber noch leicht in der Luft.
LEVEL 3: Mit den Fußballen auf einer Treppenstufe stehen, sodass die Fersen in der Luft sind. Die Fersen anheben und absenken. Festhalten.

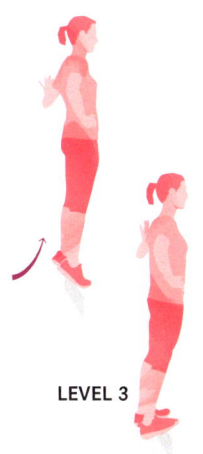

LEVEL 3

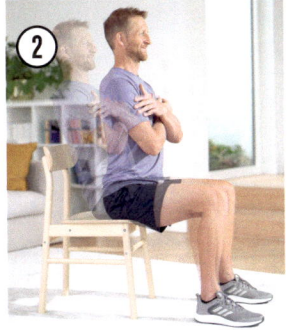

②

CRUNCHES
Für die Bauchmuskulatur
LEVEL 1: Im aufrechten Sitz auf dem vorderen Drittel eines Stuhles die Arme vor der Brust kreuzen. Langsam nach hinten lehnen – ohne die Rückenlehne zu berühren. Und wieder aufrichten.
LEVEL 2: In Rückenlage: Beine aufstellen, die Arme parallel neben dem Körper ausstrecken, Kinn Richtung Brust ziehen. Jetzt den oberen Rücken anheben und senken, der untere Rücken und die Füße bleiben am Boden. Die Hände können den Kopf zum Entlasten der Nackenmuskulatur stützen.
LEVEL 3: Wie Level 2, aber die Arme vor der Brust kreuzen.

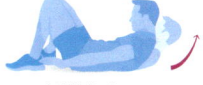

LEVEL 2

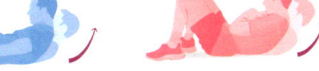

LEVEL 3

durch unsere Muskulatur, die die Kraft in unserem Körper aufbaut und so die Beweglichkeit erst erkennbar macht.

Die Beweglichkeit der knöchernen Strukturen und der Bänder in unseren Gelenken können wir durch Übungen nicht beeinflussen und sollten das auch nicht anstreben – dafür gibt es Spezialisten wie Physiotherapeuten. Aber die Dehnbarkeit unserer Muskeln und damit die Beweglichkeit unserer Körperpartien erhöhen wir sehr einfach durch effektive Übungen, deren Wirkung wir auch sofort spüren und sogar sehen können.

**Dehnen fördert die Mobilität,
vor Verletzungen schützt es nicht**

Stretching, also das Dehnen der Muskulatur, ist ein wichtiges Element in jedem Gesundheitssportprogramm. Seine Rolle wird oft unterschätzt, manchmal allerdings auch überschätzt.

Es gibt durchaus sehr ausdauerstarke Menschen, die das Dehnen komplett vergessen – und deshalb zunehmend Probleme mit Bewegungsabläufen im Alltag bekommen. Es gibt aber eben auch beinahe ideologische Ansätze, die dem Stretching vielerlei Nutzen zusprechen, ohne das wissenschaftlich nachweisen zu können. So galt Stretching lange als Schutz gegen Verletzungen, doch dafür fehlt bis heute jeder Nachweis.

Sehr in Mode ist das Thema Faszientraining, bei dem die Bindegewebe an der Muskulatur gezielt, auch mit speziellen Rollen, bearbeitet werden. So weit müssen Sie aber gar nicht gehen, um Ihre Beweglichkeit zu trainieren: Einfache Dehnübungen wie in unserem Programm genügen, um Ihre Mobilität merklich zu steigern und aufrechtzuerhalten. Sie werden spüren, was das bewirkt. Es reicht dafür sogar schon, sich nur einmal über die Stuhllehne hinaus zu strecken oder die Arme nach oben zu ziehen – und dann zwei- oder dreimal Mal tief durchzuatmen.

VIELSEITIGKEIT GEWINNT
Neue Geschmacksvariationen steigern den Genuss

Was halten Sie von dieser These? Wir essen nicht, was wir mögen – sondern uns schmeckt, was wir oft essen. Gewohnheiten prägen unseren Geschmack. Das Gute daran: Wenn wir das wissen, können wir unseren Geschmack verändern. Allerdings dauert es eine Weile, bis uns neue Lebensmittel und Gerichte schmecken. Trauen wir uns doch einfach, mal etwas anderes auszuprobieren – nach und nach werden die neuen Gerichte so zu wiederkehrenden Highlights auf Ihrem Speiseplan.

Seien wir beweglich, seien wir vielseitig. Unser Körper funktioniert am besten, wenn er mit verschiedensten Nährstoffen in hoher Qualität abwechslungsreich versorgt wird. Über Kohlenhydrate, Eiweiße, Fett, Flüssigkeit, Ballaststoffe und Vitamine haben wir in den vergangenen Wochen viel gelernt. Wir bekommen sie vor allem dann ausreichend, wenn wir unseren Speiseplan vielfältig gestalten. Die richtige Mischung braucht Planung, Struktur und Freude, neue Geschmäcke kennenzulernen.

KRÄFTIGUNG

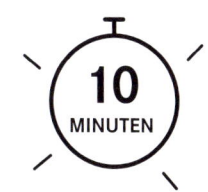

Als Orientierung für die Belastungsdauer gilt:
LEVEL 1: 10–15 Wiederholungen
LEVEL 2: 15–20 Wiederholungen
LEVEL 3: mind. 20 Wiederholungen
Jeweils 2 Durchgänge

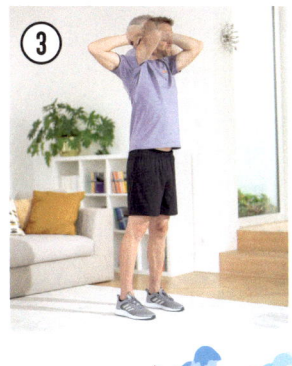

③

SCHMETTERLING
Für die Rückenmuskulatur
LEVEL 1: Hände im aufrechten Stand am Hinterkopf
auflegen, die Ellbogen zeigen nach außen.
Jetzt im Wechsel die Ellbogen zusammenführen
und wieder nach außen bringen.
LEVEL 2: Den Oberkörper um etwa 45 Grad nach
vorn neigen. Dann wie bei Level 1 Ellbogen zusammenführen und wieder nach außen bringen.
LEVEL 3: Den Oberkörper um bis zu 90 Grad nach vorn
neigen. Jetzt im Wechsel Ellbogen schließen und
wieder öffnen.

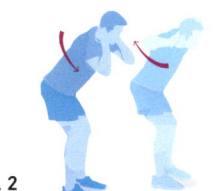

LEVEL 2

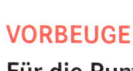

LEVEL 3

VORBEUGE
Für die Rumpfmuskulatur
LEVEL 1: Im Sitzen: Arme vor der Brust verschränken.
Dann den geraden Oberkörper ca. 45 Grad nach
vorn neigen, kurz halten und wieder aufrichten.
LEVEL 2: Im Stehen: Knie leicht gebeugt.
Nun den Oberkörper im Wechsel bis
zu 45 Grad nach vorn neigen und
aufrichten.
LEVEL 3: Wie Level 2, jedoch
den Oberkörper bis zu 90 Grad
nachvorn neigen.

④

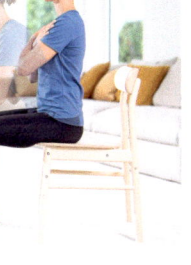

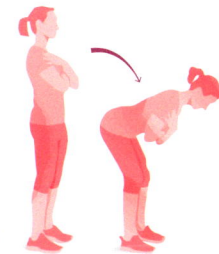

LEVEL 3

Die beste Orientierung bietet dabei die Lebensmittelpyramide. Im Fokus steht eine variantenreiche Ernährung, bei der pflanzliche Lebensmittel, wie Gemüse, Hülsenfrüchte, Getreideprodukte und Obst immer den Vorrang bekommen. Tierische Lebensmittel, vor allem Fleisch, Wurstwaren und Fisch, kommen nur selten auf den Tisch.

Wer seine Ernährung, vor allem im Zusammenhang mit Gesundheit und Nachhaltigkeit überprüft, wird häufig bereits auf die Probe gestellt. Wie oft wählen wir das Steak, weil es eiweißreich ist, wenig Fett enthält und im Nu zubereitet ist? Gäbe es nicht gute pflanzliche Alternativen, die auch bei mehr körperlicher Aktivität genügend Power liefern? Die Antwort auf die zweite Frage lautet: ja, natürlich. Gesunde Ernährung bedeutet heute, kulinarisch flexibel zu bleiben. „Dehnen" Sie Ihre Geschmackssinne, testen Sie neue Variationen und fördern Sie so Ihre Beweglichkeit beim Essen.

Nahrungsergänzungsmittel sind überflüssig

Ein Vitaminschub hier, Eiweißpower dort. Es gibt einen großen Markt an Anbietern, die mit den wirksamen Kräften ihrer Nahrungsergänzungsmittel werben. Lassen Sie sich nicht in Versuchung führen – Sie brauchen weder Tabletten, Extrakte, Saftkonzentrate oder Pulver, die vermeintlich irgendeinen Mangel in der Ernährung ausgleichen sollen. Tatsächlich ist es so, dass wir in unseren Breitengraden unseren Bedarf an nötigen Nährstoffen spielend leicht über die Nahrung decken können. Schließlich haben wir einen uneingeschränkten Zugang zu frischen und vor allem pflanzlichen Lebensmitteln.

Statt auf Geheimrezepte oder Wundermittel zu setzen, die lebensstilbedingte Defizite theoretisch ausgleichen könnten, empfiehlt sich eine grundlegende Strategie: Sorgen Sie für ausreichend Abwechslung auf Ihrem Speiseplan! Eine bewusste Lebensmittelvielfalt bringt uns mehr, und so haben Sie Ihre Gesundheit zumindest zu einem guten Teil selbst in der Hand.

GESÜNDER ESSEN

Eine ausgewogene Ernährung sollte für gesunde Menschen ein Kinderspiel sein – so gelingt's:
• **Auf die richtige Menge kommt es an.** Wer mehr isst, als der Körper braucht, spürt es meist schnell, wenn die Hose spannt oder wenn die Zahlen auf der Waage nach oben klettern.
• **Satt essen mit pflanzlichen Lebensmitteln, tierische Produkte ergänzen sie nur.**
• **Möglichst selten auf Fertiggerichte zurückgreifen.**
• **Süßigkeiten und Knabbereien bleiben die Ausnahme.**
• **Täglich genug trinken: 1,5 Liter Wasser sind ideal.**

COOL-DOWN

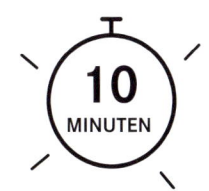

10 MINUTEN

ZIEL: dehnen und entspannen

Jede Position **20–30 SEKUNDEN** oder **3–4 ATEMZÜGE** halten.

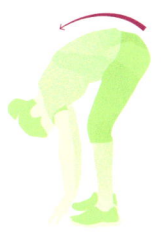

RUMPFBEUGE

Im Stand den Oberkörper so weit wie möglich nach unten abrollen, bis eine Dehnung in den Oberschenkelrückseiten spürbar ist.

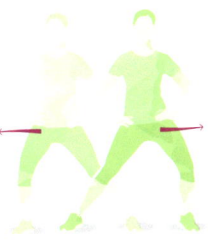

GRÄTSCHEN

Im überhüftbreiten Stand ein Bein seitlich beugen, bis eine Dehnung in der Oberschenkelinnenseite des anderen Beines spürbar ist. Seitenwechsel. Oberkörper bleibt aufrecht.

HÜFTBEUGER DEHNEN

In leicht versetzter Schrittstellung das vordere Bein beugen, das hintere bleibt gestreckt. Das Becken nach vorn schieben, sodass eine Dehnung im Hüftbeuger zu spüren ist. Beinwechsel.

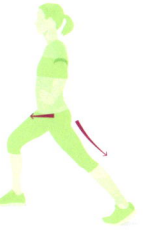

ARME DEHNEN

Arm nach vorne strecken, sodass der Handrücken zur Decke zeigt. Das Gelenk lockerlassen, die Hand fällt nach unten. Nun mit der anderen Hand die Hand sanft Richtung Körper ziehen. Schultern bleiben unten. Auch der andere Arm.

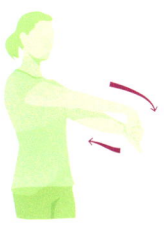

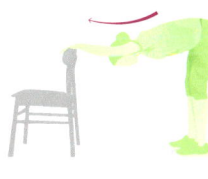

SCHULTERN & BRUST DEHNEN

Im hüftbreiten Stand die Arme schulterbreit auf eine Tisch- oder Stuhlkante legen. So nach vorn lehnen, bis sich der Kopf zwischen den gestreckten Armen befindet. Der Rücken bildet eine Linie mit dem Kopf.

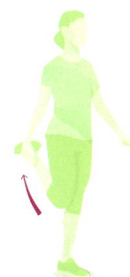

FUSS ANHEBEN

Im Einbeinstand einen Fußknöchel greifen, die Knie möglichst auf gleiche Höhe bringen. Bauchnabel Richtung Wirbelsäule ziehen, Becken etwas nach vorn schieben. Unsicher? Dann besser festhalten. Aufs andere Bein wechseln.

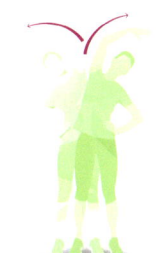

OBERKÖRPER NEIGEN

Im hüftbreiten Stand einen Arm über den Kopf strecken und den Oberkörper seitlich zur gegenüberliegenden Seite neigen – bis eine Dehnung in der seitlichen Rumpfmuskulatur zu spüren ist.

OUTDOOR-PROGRAMM

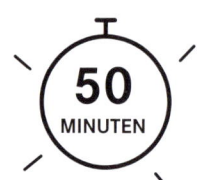

50 MINUTEN

WARM-UP: siehe Seite 81, 5 Minuten

AUSDAUER: LEVEL 1 (leicht) bis **LEVEL 2 (schwer),** 40 Minuten

WALKEN ODER LAUFEN

LEVEL 1: (Nordic) Walking
LEVEL 2: Laufen mit Gehpausen
LEVEL 3: Laufen

Die Belastung passt, wenn Sie sich während des Laufens noch unterhalten können. Ins Schwitzen dürfen Sie aber kommen. Ambitionierte bauen dazwischen noch Kräftigungsübungen (ab Seite 83) ein.

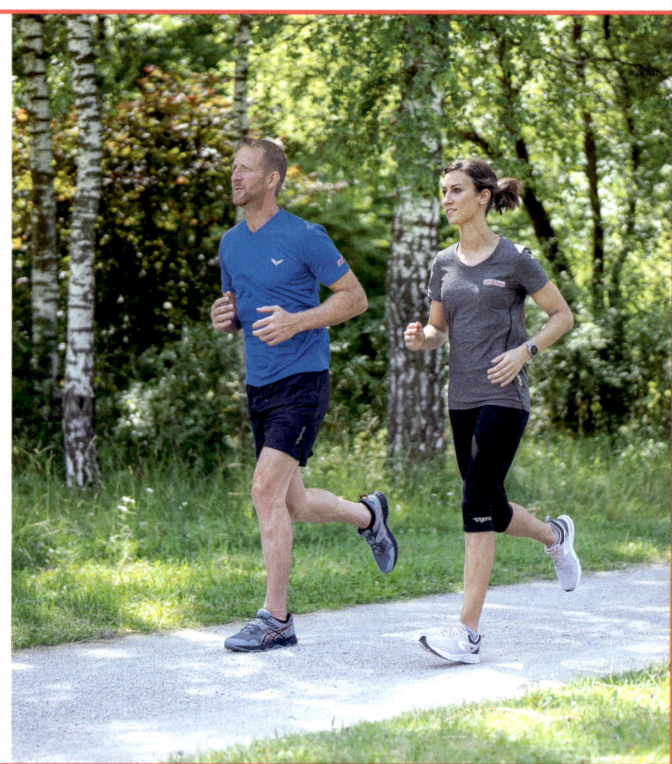

PFLEGEN SIE IHRE TEXTILIEN

Sportfunktionswäsche ist oft enorm leistungsstark. Es ist erstaunlich, was sich mit unterschiedlichen Kunstfasern alles erzeugen lässt: Windschutz, Kühlung, Regenhüllen. Damit die Kleidung aber ihre Funktion behält und sie uns beim Sport weiter Spaß macht, sollten wir uns die Mühe machen und die Funktionstextilien achtsam pflegen. Das geht bei der Wahl des Waschmittels und Maschinenprogramms los und endet manchmal sogar beim Wiederaufbereiten von Oberflächen mit Spezialpflegemitteln.

COOL-DOWN: Übungen zur Auswahl siehe Seite 87, 5 Minuten

HAUSAUFGABEN DER WOCHE

Machen Sie, was Ihnen aktuell noch schwerfällt. Auf diese Weise steigern Sie Ihre Beweglichkeit. Das gilt für die Fitnessaufgaben ebenso wie für Ihr Essverhalten. Wer sich hier ein wenig aus der Schonhaltung des Alltags herauswagt, gewinnt für sein Leben viel dazu.

BEWEGUNG

Es ist nie zu spät für etwas mehr Sport im Alltag. Gerade wenn wir uns ungelenkig fühlen, müssen wir ran:

• Gehen Sie in den nächsten Tagen geziel an einen Trimm-Dich-Pfad oder einen vergleichbaren öffentlichen Ort, an dem es die Instrumente für zielgerichtete Dehnübungen gibt. Konzentrieren Sie sich dort ganz besonders auf die Beweglichkeit, die Sie in Ihrem Körper spüren. Wo funktioniert es gut – und wo müssen Sie nacharbeiten? Merken Sie sich diese Stellen und nehmen Sie sie ins Visier.

• Warum wagen Sie sich nicht auch mal an etwas ganz Neues heran, um die Beweglichkeit zu steigern? Organisieren Sie sich eine Probestunde Yoga oder Pilates – und gehen Sie auch hin.

ERNÄHRUNG

Machen Sie sich bewusst, wie viel in einem guten Gericht stecken kann. Das gelingt am ehesten, wenn Sie selbst kochen, ohne sich dabei zu überfordern.

• Verzichten Sie doch in diesen 14 Tagen mal an acht Tagen auf Fertiggerichte oder vorproduzierte Speisen.

• Planen Sie die Mahlzeiten selbst, kaufen Sie die Zutaten frisch ein. Überlegen Sie, was alles Gutes über die Zutaten in den Gerichten in Ihren Körper kommt. Was könnte man noch optimieren? Schreiben Sie's auf und lernen Sie dazu.

• Sie haben vor Start des Programms ein Ernährungstagebuch geführt? Jetzt wäre eine gute Zeit für eine Wiederholung. Sicherlich hat sich manches verändert. Seien Sie stolz auf sich!

MOTIVATION

Setzen Sie sich Ziele für Ihre Bewegung und Ihre Ernährung.

• Formulieren Sie für diese zwei Wochen jeweils klar, wie viel Zeit Sie pro Woche mit der Bewegung und mit dem Zubereiten von Essen verbringen möchten.

• Halten Sie die Zeit dann auch ein, seien Sie ehrlich und schummeln Sie nicht.

• Definieren Sie im Voraus eine eigene Belohnung, wenn Sie das Ziel erreicht haben. Belohnen Sie sich dann auch!

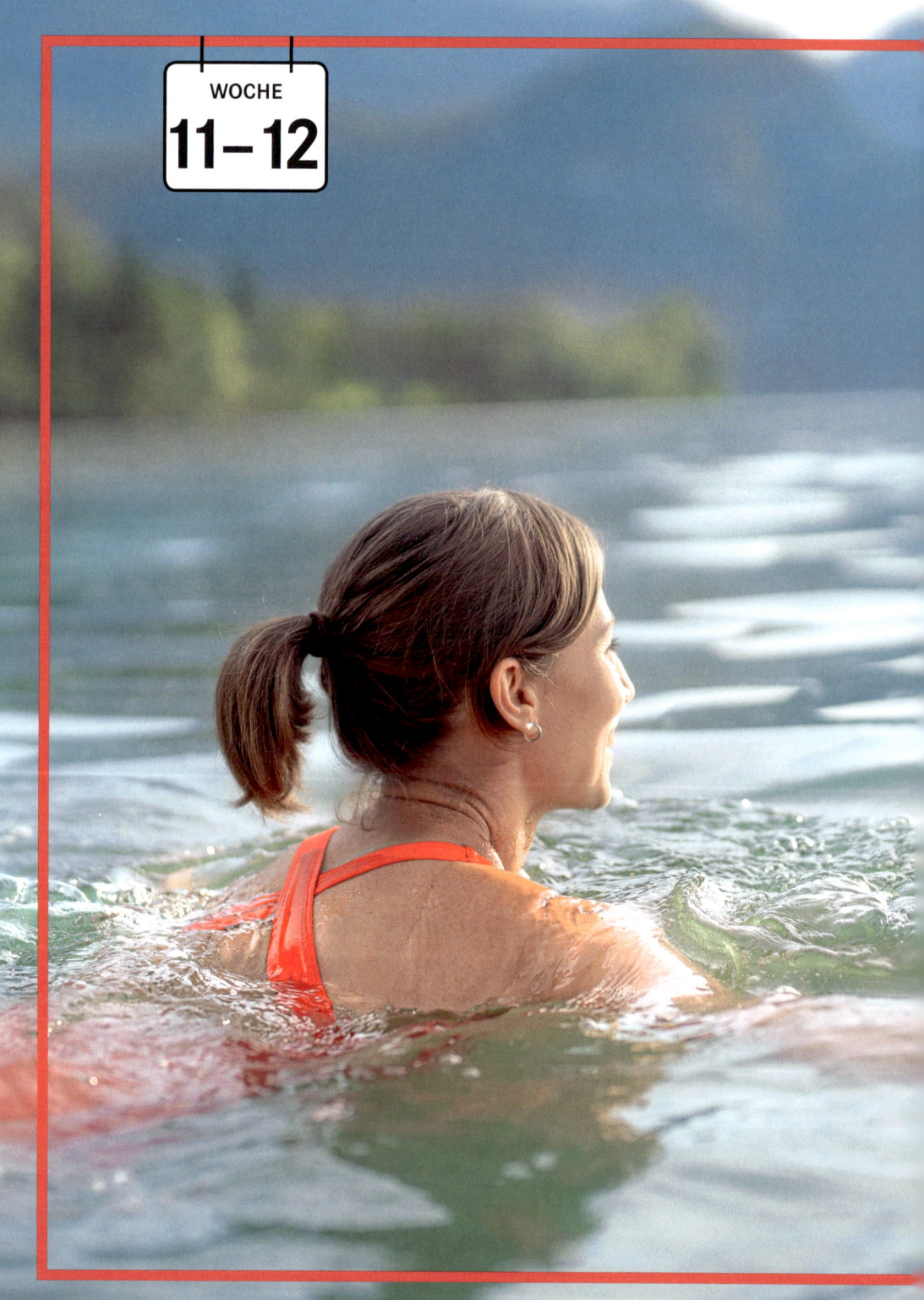

WOCHE
11–12

JETZT GANZ ENTSPANNT

TAG 1 / TAG 8	TAG 2/ TAG 9	TAG 3/ TAG 10	TAG 4/ TAG 11	TAG 5/ TAG 12	TAG 6/ TAG 13	TAG 7/ TAG 14
INDOOR Schwerpunkt Entspannung ca. 30 Min.	OUTDOOR Schwerpunkt Ausdauer ca. 60 Min.	RUHETAG	INDOOR Schwerpunkt Entspannung ca. 30 Min.	OUTDOOR Schwerpunkt Ausdauer ca. 60 Min.	FREIE WAHL „Lieblings- programm" mind. 30 Min.	FREIE WAHL mind. 30 Min.

1. Warm-up
2. Hauptteil:
   Kraft und
   Entspannung,
   optional Aus-
   dauer
3. Cool-down
	1. Warm-up
	2. Hauptteil:
	   Ausdauer,
	   optional Kraft
	3. Cool-down
			1. Warm-up
			2. Hauptteil:
			   Kraft und
			   Entspannung,
			   optional Aus-
			   dauer
			3. Cool-down
				1. Warm-up
				2. Hauptteil:
				   Ausdauer,
				   optional Kraft
				3. Cool-down
					Freie Wahl:
					Wandern,
					Spazierengehen,
					Radfahren,
					Schwimmen,
					Nordic Walking
						Übungen wie z.B.
						an Tag 6/13

Ernährungsaufgabe: Auf wertvolle Pflanzenöle setzen.

ENTSPANNUNG IST WICHTIG – AUCH IM UMGANG MIT FETT

Fitness und Gesundheit haben viel mit Aktivität zu tun – aber wir brauchen auch den wertvollen Kontrast. Doch das Abschalten fällt vielen von uns recht schwer. Daran sollten wir arbeiten, denn Entspannung ist ebenfalls eine Frage der Disziplin.

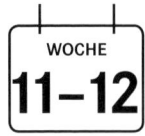

WOCHE
11–12

Noch mehr Tipps sowie Anregungen und Übungen für mehr Entspannung finden Sie auch online: www.a-u.de/FitIn12WochenBewegung

Herzlichen Glückwunsch! Sie haben das Finale unseres 12-Wochen-Programms erreicht. In den vergangenen Wochen haben Sie an vielen kleinen Stellschrauben gedreht, ohne Ihr Leben dabei komplett auf den Kopf zu stellen. Hoffentlich ist Ihnen das auf positive und stressfreie Weise gelungen. Denn genauso sollte ein gesundheitsorientierter Ansatz zu Fitness und Ernährung funktionieren. Ohne Druck und ganz nah am Alltag zeigt er die Möglichkeiten auf, wie man beweglicher wird, sich ein bisschen besser ernährt und so letztlich auch entspannter leben kann. Dafür sind körperliche Aktivität und genussvoll konsumierte Lebensmittel ganz entscheidend. Sie spielen eine große Rolle, damit wir uns wohlfühlen, bei uns sind, den Moment und den Geschmack genießen.

Zum Abschluss dieser 12 Wochen, die ja den Auftakt für Ihr weiteres Leben bedeuten, geht es deshalb vor allem ums Entspannen. Dass es im Leben einen Wechsel von Anspannung und Entspannung geben sollte, damit wir uns im Gleichgewicht und nicht ständig getrieben fühlen, ist schon seit der griechischen Antike eine wichtige Grundlage unseres Denkens. Es ist aber mehr als eine Frage der Haltung.

Zahlreiche Studien und Untersuchungen zeigen, dass dauerhafte Anspannung, also nervlicher Stress, unserem Körper schadet, wenn wir ihm keine Pausen

WARM-UP

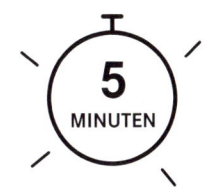

5 MINUTEN

ZIEL: Kreislauf auf Trab bringen,
Koordination stärken, mobilisieren

Ausgangsposition: hüftbreiter, aufrechter Stand. Jede Übung etwa
1 Minute lang durchführen. 15 Wiederholungen pro Seite bzw. Richtung.

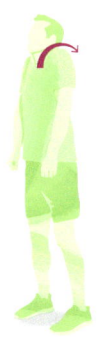

SCHULTERN KREISEN

Schultern langsam nach
hinten kreisen. Arme
hängen locker neben
dem Körper.

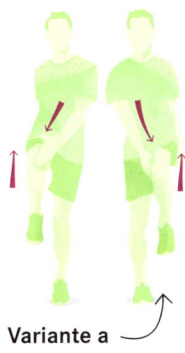

Variante a

HÄNDE ZUM KNIE

a Knie im Wechsel anheben
und mit der gegenüberliegenden Hand berühren.
b Knie im Wechsel anheben
und mit dem gegenüberliegenden Ellenbogen berühren.

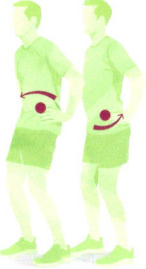

BECKEN KIPPEN

Arme auf dem Becken-
kamm ablegen, Knie leicht
beugen. Nun das Becken
vor- und zurückkippen:
im Wechsel leicht ins
Hohlkreuz und in den
Rundrücken gehen.

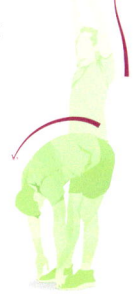

RUMPF BEUGEN UND STRECKEN

Mit leicht gebeugten
Knien den Oberkörper
langsam und kontrolliert
Wirbel für Wirbel so weit
wie möglich nach
unten einrollen. Dann
wieder langsam aufrollen
und die Arme über den
Kopf strecken.

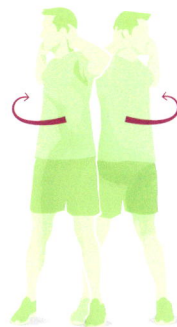

RUMPF DREHEN

Im überhüftbreiten Stand Oberkörper im Wechsel nach rechts
und links drehen. Becken bleibt
stabil nach vorn gerichtet.

zur Erholung gönnen. Stellen Sie sich am besten den Timer am Handy und gönnen sich alle zwei Stunden ein paar Minuten Pause. Kurz die Augen schließen, tief in den Bauch atmen – und schon kann es kraftvoll weitergehen. Nehmen Sie sich Zeit, um Ihre Gefühle, Ihren Körper, Ihre Eindrücke, Ihre neu gewonnenen Erfahrungen bewusst wahrzunehmen. Setzen Sie sich nicht unter Druck, weil Sie schlanker, fitter, gesünder leben wollen!

GANZ ENTSPANNT

Der Weg zur Entspannung ist für jeden unterschiedlich: Verschiedenste Techniken stehen zur Verfügung und führen zum selben Ziel: ruhig und gelassen werden. Zu den standardisierten Techniken gehören unter anderem die Progressive Muskelrelaxation nach Jacobson, autogenes Training oder auch Yoga.
All diese und andere Übungen wie etwa Meditation müssen allerdings zuerst erlernt werden, damit sie wirkungsvoll beim Entspannen helfen. Fachleute raten, unterschiedliche Entspannungstechniken auszuprobieren. Was macht Spaß, was funktioniert gut, was entspannt? Nur die Methode, die zu Ihnen passt, führt Sie auch zum Ziel – zu mehr Entspannung.

PAUSENZEIT

Wer sich auspowert, muss auch entspannen – so klappt's.

Nach einem stressigen Arbeitstag oder einer vollgepackten Woche spüren wir es genau: Die Akkus sind leer, wir brauchen eine Pause. Ganz gleich, ob Sie Kraft schöpfen bei einem Spaziergang, einem duftenden Vollbad oder einer wohltuenden Massage – mit der nötigen Entspannung können Sie danach wieder voll durchstarten. Im Sport ist das ganz genauso. Wer seine körperliche Leistungsfähigkeit erhalten oder gar steigern möchte, braucht auch Zeiten der Entspannung. Das klingt vielleicht erst einmal nach einem Widerspruch, doch gerade die Regeneration ist entscheidend dafür, wie sich unsere Fitness entwickelt.

Pausen fördern die Leistungsfähigkeit

Wichtig ist das Verständnis dafür, warum unser Körper auch mal eine Pause braucht: Wenn Sie beispielsweise Ihre Beine- oder Armmuskulatur mit unseren Übungen trainieren, dann werden Sie sich danach erschöpft fühlen. Dieser Erschöpfung sollten Sie nachgeben und regelmäßige, Erholungsphasen einplanen. Denn in der Erholung spielt sich die sogenannte „Superkompensation" ab. In dieser Pause schafft der Körper die Grundlagen dafür, dass der Muskel künftig mehr als die abgerufene Leistung aufbringen kann. Entspannung ist also ein wichtiger Bestandteil jedes Trainingsprogramms.

KRÄFTIGUNG

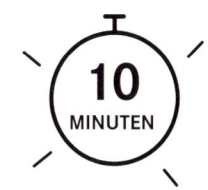

Als Orientierung für die Belastungsdauer gilt:
LEVEL 1: 10–15 Wiederholungen pro Übung
LEVEL 2: 15–20 Wiederholungen
LEVEL 3: mind. 20 Wiederholungen
Jeweils 2 Durchgänge

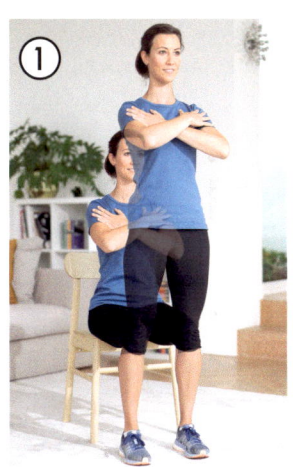

①

KNIEBEUGE
Für die Bein- und Gesäßmuskulatur

LEVEL 1: Aufrecht auf das vordere Drittel eines Stuhls setzen, Beine hüftbreit, Arme verschränkt. Ohne Armeinsatz aufstehen, wieder hinsetzen.
LEVEL 2: Kniebeugen aus dem Stand, dazwischen 2 Sekunden Pause im Stehen, Arme vorm Körper ausstrecken. Tipp: Das Gesäß weit nach hinten unten führen, Fersen bleiben am Boden, Rücken bleibt gerade.
LEVEL 3: Wie Level 2, aber ohne Pause.

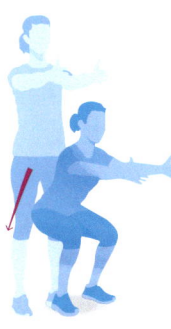

LEVEL 2

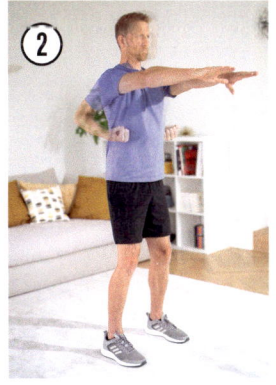

②

RUDERN
Für die Arm-, Schulter-, Rumpfmuskulatur

Arme nach vorn ausstrecken, dann die Ellenbogen eng am Oberkörper nach hinten führen. Stellen Sie sich dabei vor, Sie wollten mit Ihren Schulter-blättern einen Stift einklemmen. Und wieder ausstrecken.
LEVEL 1: Im aufrechten Stand.
LEVEL 2: Oberkörper circa 45 Grad nach vorn neigen.
LEVEL 3: Oberkörper circa 90 Grad nach vorn neigen.

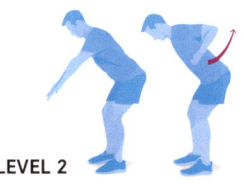

LEVEL 2

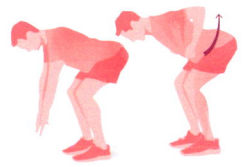

LEVEL 3

Nur Leistung bringen – das geht auf Dauer schief. Dabei bedeutet Entspannung nicht „null-Spannung" und liefert keinen Freifahrtschein, faul auf der Couch zu liegen. Es geht vielmehr um ein sehr bewusstes Gegenwirken gegen körperlichen und auch mentalen Stress. Entspannungsübungen und -techniken bieten uns einen Gegenpol zu den Strapazen, mit denen wir im Alltag konfrontiert sind.

Entspannung wiederum kommt nicht einfach nebenher, sondern lässt sich planen. Es geht darum, dass wir in unserem Leben eine Struktur schaffen, in der wir Luft holen und in uns hineinhorchen. Wenn uns das gelingt, können wir den Herzschlag beim Sinken beobachten und wissen, dass sich die Menge der ausgeschütteten Stresshormone in unserem Blut in diesen Momenten reduziert.

Dauerstress schadet langfristig der Gesundheit

Enstpannungstechniken wie Progressive Muskelrelaxation, Yoga oder autogenes Training, aber auch einfache Übungen, wie in diesem Buch beschrieben, lassen sich bewusst in den Alltag integrieren: im Büro, zu Hause oder unterwegs. Wer sie ausprobiert, wird spüren, welche Methode dabei helfen kann, das eigene Stresslevel herunterzufahren. Und das ist tatsächlich nicht nur gefühlt wichtig.

Wer ständig „unter Strom" steht, fördert dauerhaft hohe Werte des Hormons Cortisol. Das kann im Körper viele Schäden verursachen und das Krankheitsrisiko erhöhen. Mögliche Folgen können ein angegriffener Magen, Schlafstörungen oder Herz-Kreislauf-Problemen sein. Wer hingegen das „Herunterkommen" beherrscht, schafft eine gesunde Gegenreaktion, die dem Körper, dem Geist und der dauerhaften Leistungsfähigkeit guttut.

GUT GEÖLT
Fett ist nicht gleich Fett – so wertvoll die richtige Wahl ist

Vorurteile halten sich in der Regel hartnäckig. Woran denken Sie, wenn Sie das Wort Fett lesen oder hören? Vermutlich an Ungesundes, wie fettige Pommes, Reibekuchen, Cremetorten oder Mayonnaise. Klar: In all diesen und ganz vielen anderen Leckereien ist massig Fett vorhanden. Bis heute haftet ihm der Ruf an, Übergewicht zu verursachen und viele Krankheiten zu begünstigen. Im Überfluss und bei der Wahl falscher Fette, mag das auch stimmen.

Doch wir sollten uns nicht ausschließlich von solchen pauschalen Urteilen leiten lassen. Gerade im Umgang mit Fett, sofern es aus pflanzlichen Quellen stammt, dürfen wir deutlich entspannter sein. Pflanzliche Fette sind die energiereichsten Bestandteile unserer Lebensmittel und gehören zu einer gesunden Ernährung dazu.

Der menschliche Körper braucht eine gewisse Menge Nahrungsfette. Sie liefern wichtige Bausteine für unsere Gehirnzellen, Hormone und Immunzellen. Die lebenswichtigen sogenannten fettlöslichen Vitamine gelangen nur in unseren Stoffwechsel, wenn sie von Fett begleitet

KRÄFTIGUNG

Als Orientierung für die Belastungsdauer gilt:
LEVEL 1: 10–15 Wiederholungen
LEVEL 2: 15–20 Wiederholungen
LEVEL 3: mind. 20 Wiederholungen
Jeweils 2 Durchgänge

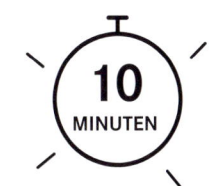

(3)

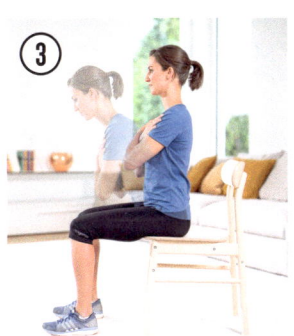

VORBEUGE

Für die Rumpfmuskulatur

LEVEL 1: Im Sitzen: Arme vor der Brust verschränken. Dann den geraden Oberkörper ca. 45 Grad nach vorn neigen, kurz halten und wieder aufrichten.
LEVEL 2: Im Stehen: Knie leicht gebeugt, Arme vor der Brust verschränken. Nun den Oberkörper im Wechsel bis zu 45 Grad nach vorn neigen und aufrichten.
LEVEL 3: Wie Level 2, jedoch den Oberkörper bis zu 90 Grad nach vorn neigen.

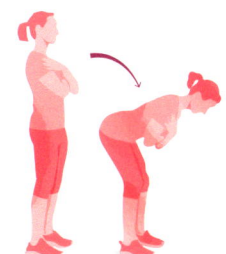

LEVEL 3

(4)

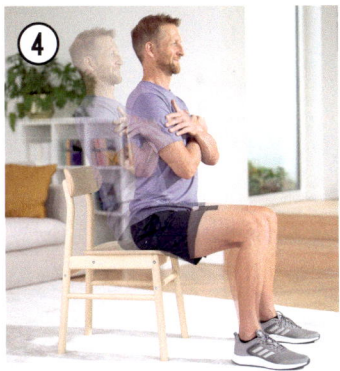

CRUNCHES

Für die Bauchmuskulatur

LEVEL 1: Im aufrechten Sitz auf dem vorderen Drittel eines Stuhls die Arme auf der Brust kreuzen. Langsam nach hinten lehnen – ohne die Rückenlehne zu berühren. Fließend wieder aufrichten.
LEVEL 2: In Rückenlage: Beine aufstellen, die Arme parallel neben dem Körper ausstrecken. Kinn Richtung Brust ziehen. Den oberen Rücken anheben und senken. Der untere Rücken – die Füße bleiben am Boden. Die Hände können – wenn nötig – den Kopf zum Entlasten der Nackenmuskulatur stützen.
LEVEL 3: Wie Level 2, aber Arme vor der Brust kreuzen.

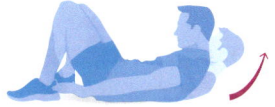

LEVEL 2

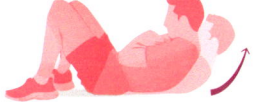

LEVEL 3

werden. Außerdem sorgen Fette auch dafür, dass wir länger satt bleiben. Fettreiche Speisen bleiben grundsätzlich länger im Magen, dadurch bremsen sie unser Hungergefühl.

Ein Trumpf ist den Fetten auch nicht zu nehmen: Als Geschmacksträger sorgen sie dafür, dass die Aromen im Essen wirklich in den Vordergrund treten. Auch, wenn Fett inzwischen seinen schlechten Ruf verloren hat, gilt weiterhin, dass die

FETTE – SO VIELFÄLTIG

Fettsäuren sind Bestandteile jedes Fettmoleküls. Es gibt unterschiedliche Arten.
Zu den „guten" Fetten gehören einfach und mehrfach ungesättigte Fettsäuren, wie sie vor allem in pflanzlichen Fetten (Öle) vorkommen. Besonders empfehlenswert sind Raps- und Olivenöl sowie Leinöl.
Tierische Fette dagegen enthalten gesättigte Fettsäuren, ebenso das pflanzliche Kokos- und Palmkernfett. Sie gelten als ungesund, da sie Fettstoffwechselstörungen begünstigen können. Transfettsäuren können in über längere Zeit erhitzten, fettreichen Lebensmitteln vorkommen, wie etwa in Pommes, Chips oder Keksen.

Menge den Unterschied macht. Ebenso kommt es auf die Qualität an. Verwenden Sie beim Kochen oder Backen vorrangig nur zwei Sorten Öl – nämlich Raps- und Olivenöl.

Bestandteile guter Öle wirken sich positiv auf das Gehirn aus

Gerade Rapsöl, eine heimische Option, ist unter Aspekten der Nachhaltigkeit besonders zu empfehlen und verfügt über nahezu alle Inhaltsstoffe, die wir von einem guten Öl erwarten. Hier geht es vor allem um mehrfach ungesättigte Fettsäuren, die vorteilhaft auf unser Herz-Kreislauf-System wirken.

Wer gern kaltgepresstes, natives Olivenöl verwendet, nimmt zudem sekundäre Pflanzenstoffe zu sich, die unsere Zellen vor Entzündungen schützen. Aber auch das Rapsöl wirkt entzündungshemmend: Die darin enthaltene Alpha-Linolensäure ist eine Omega-3-Fettsäure, die unseren Körper schützt. Das wirkt sich auch auf unser Gehirn aus, denn mit den Bestandteilen aus dem Rapsöl kann unser Körper die Fettsäuren Docosahexaensäure (DHA) und Eicosapentaensäure (EPA) herstellen, die wiederum die Hirnfunktion und die Sehkraft stärken.

So sind Fette in Maßen sogar richtig gesund. Das gilt übrigens auch für Streichfette auf dem Brot, welche die Herzen von Butterliebhabern höherschlagen lassen. Wählen Sie statt reiner Butter Mischungen aus Butter und Rapsöl. So kombinieren Sie die Vorteile des Pflanzenfettes mit dem Geschmack des Milchprodukts. Lecker – und gesund.

COOL-DOWN

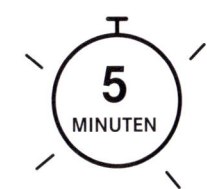

ZIEL: dehnen und entspannen

Jede Position **20–30 SEKUNDEN** oder **3–4 ATEMZÜGE** halten.

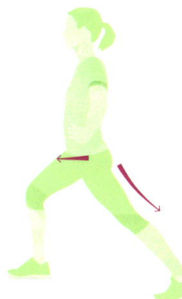

WADEN DEHNEN

Schritt nach vorn machen. Das vordere Bein beugen. Die Ferse des hinteren Beins in den Boden schieben, bis eine Dehnung in der Wade zu spüren ist. Dann das andere Bein.

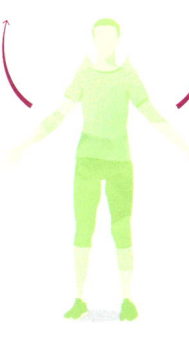

WIRBELSÄULE STRECKEN

Tief einatmen, Arme ausbreiten, über die Seiten nach oben bringen. Strecken Sie sich, wärend die Füße auf dem Boden bleiben. Ausatmend die Arme über die Seite wieder nach unten fallen lassen.

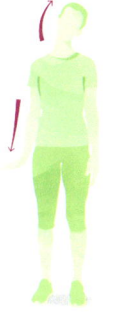

KOPF NEIGEN

Kopf behutsam zu einer Seite neigen, bis eine leichte Dehnung auf der gegenüberliegenden Seite zu spüren ist. Oberkörper bleibt aufrecht. Die Dehnung kann verstärkt werden, indem der gegenüber-liegende Handrücken angezogen-wird. Dann die andere Seite.

OBERKÖRPER NEIGEN

Im hüftbreiten Stand einen Arm über den Kopf strecken und den Oberkörper seitlich zur gegenüberliegenden Seite neigen – bis eine Dehnung in der seitlichen Rumpfmuskulatur zu spüren ist.

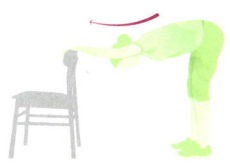

SCHULTERN & BRUST DEHNEN

Im hüftbreiten Stand die Arme schulterbreit auf eine Tisch- oder Stuhlkante legen. So nach vorn lehnen, bis sich der Kopf zwischen den gestreckten Armen befindet. Der Rücken bildet eine Linie mit dem Kopf.

OUTDOOR-PROGRAMM

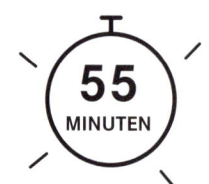

55 MINUTEN

WARM-UP: siehe Seite 93, 5 Minuten

AUSDAUER: LEVEL 1 (leicht) bis **LEVEL 2 (schwer),** 45 Minuten

WALKEN ODER LAUFEN

LEVEL 1: (Nordic) Walking
LEVEL 2: Laufen mit Gehpausen
LEVEL 3: Laufen

Die Belastung passt, wenn Sie sich während des Laufens noch unterhalten können. Ins Schwitzen dürfen Sie aber kommen. Ambitionierte bauen dazwischen noch Kräftigungsübungen (ab Seite 95) ein.

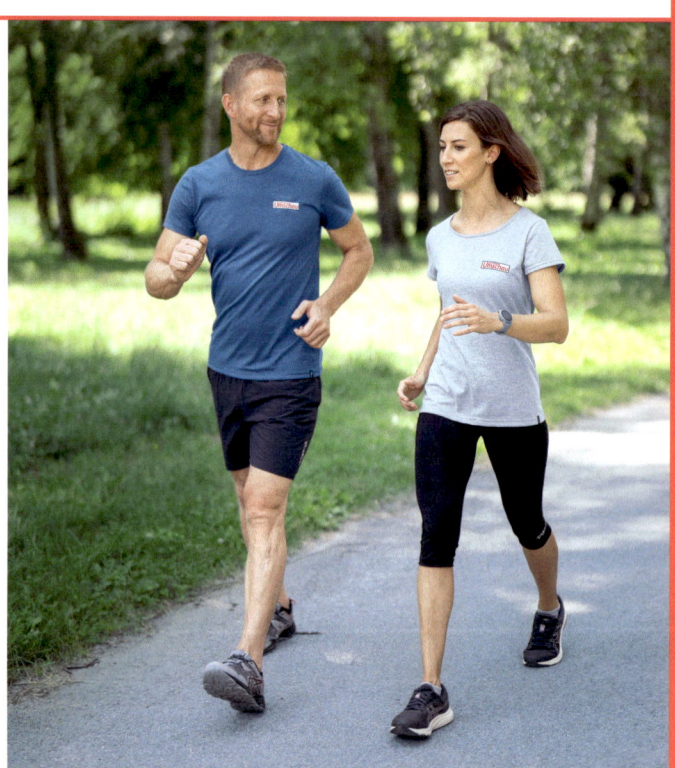

AUSGERÜSTUNG CHECKEN

Prüfen Sie nach längeren Nutzungsphasen, ob Ihre Schuhe und Ihre relevanten Ausrüstungsgegenstände wie etwa eine Fahrradkette oder die Walkingstöcke noch gut in Schuss sind. Gerade die unmittelbar für Ihre Haltung wichtigen Teile, etwa die Schuhe, sollten nicht zu weit herunterkommen.

COOL-DOWN: Übungen siehe Seite 99, 5 Minuten

HAUSAUFGABEN DER WOCHE

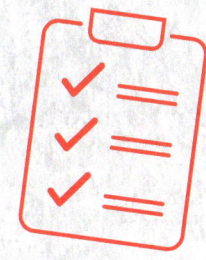

Sie mögen die Herausforderung? Das ist gut! In den vergangenen zehn Wochen haben Sie oft bewiesen, wie gut Sie im Umsetzen sind. Bleiben Sie auch diesmal dran – und spüren Sie, dass Entspannung durchaus etwas mit Disziplin zu tun haben kann.

BEWEGUNG

• Machen Sie jeden Tag einen sogenannten Körper-Scan. Dafür brauchen Sie ein paar Minuten, in denen Sie sich in Ruhe – also ungestört von anderen Menschen oder Aufgaben und Medien – in sich hineinhorchen. Legen Sie sich hin und schließen Sie die Augen. Wandern Sie dann mit Ihrer Aufmerksamkeit von der Fußsohle über den Knöchel das linke Bein hinauf durch Ihren Körper bis ganz nach oben – und wieder hinab. Nehmen Sie jeden Teil Ihres Körpers bewusst wahr! Wo steckt ein Krampf? Wo sind Sie verspannt? Wo fühlen Sie Schmerzen? Nach dieser Übung werden Sie automatisch entspannter sein.

• Nehmen Sie sich jeden Tag diese paar Minuten Zeit.

ERNÄHRUNG

• Ran an den Speck, und zwar mit der inneren Schere! Ersetzen Sie in diesen Wochen fett- und zuckerreiche Zwischenmahlzeiten wie Kekse, Kuchen oder Rosinenschnecken beziehungsweise die Knabbereien vor dem Fernseher durch fettärmere Varianten. Sie werden überrascht sein, wie gut die geschnibbelten Gemüsesticks aus Gurken, Paprika oder kleine Tomaten auch Ihren Angehörigen schmecken, wenn etwas Spannendes läuft.

MOTIVATION

Nichs ist erfolgreicher als der Erfolg. Machen Sie sich Ihre Erfolge der vergangenen zwölf Wochen präsent.

• Schreiben Sie zu jedem der vergangenen Zwei-Wochen-Intervalle mindestens einen Punkt bei der Bewegung und bei der Ernährung auf, der Ihnen Spaß bereitet und einen Erfolg beschert hat. Gerne dürfen es auch mehrere sein. Denken Sie hier nur an die positiven Dinge, die Sie gelernt haben. Das sind also bis hierhin mindestens 24 Sachen.

• Teilen Sie Ihre Erfolge mit jemandem. Das hilft Ihnen, das Geleistete tatsächlich auch wertzuschätzen.

12 WOCHEN SIND GESCHAFFT – SO GEHT'S WEITER

Jetzt wissen Sie, was gesund für Sie ist. Deshalb geht es nach dem Programm darum, das Erlernte zu etablieren – für die nächsten 12 Wochen und darüber hinaus, für ein fitteres und gesünderes Leben.

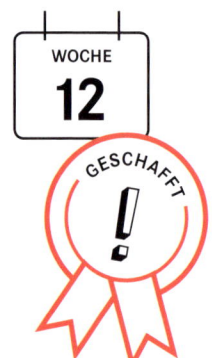

Gratulation, noch einmal! Sie haben in den vergangenen 12 Wochen viele Dinge in Ihrem Leben geändert, weil Sie fitter und gesünder leben möchten. Vielleicht mussten Sie manche Übungen mehrfach ausprobieren, sicher war manches Training eine Qual. Sie haben viel Neues entdeckt und sich hoffentlich immer häufiger wohlgefühlt in Ihrer Haut. Mit dem Programm haben Sie auch die Strategie der kleinen Schritte befolgt. Jetzt kennen Sie viele Stellschrauben für Fitness und gesunde Ernährung. Sie können hier jeden Tag ansetzen.

Verstehen Sie das bis hierhin absolvierte Programm aber nicht als Crashkurs für mehr Fitness oder gar als kompaktes Diätprogramm, nach dem Sie wieder in alte Muster zurückfallen und es wieder schleifen lassen können. Mit dem Programm haben Sie einen Prozess in die Wege geleitet, dessen größter Schritt jetzt erst bevorsteht. Vergleichen Sie die gesunde Lebensführung mit einer Treppe.

Jetzt sind Sie an der höchsten Stufe angekommen – und hier wollen Sie bleiben. Denn Sie wollen ja dauerhaft fitter und gesünder leben. Daher geht es jetzt um die Stabilisierung der erlernten Verhaltensmuster. Erinnern Sie sich an die 66 Tage, die es braucht, neue Routinen zu etablieren? Die beginnen jetzt. Bis hierher haben wir Ihnen das Rüstzeug mit auf den Weg gegeben. Sie haben gelernt, wie man eine Woche strukturiert, wie man mehr Bewegung in den Alltag integriert und welche Lebensmitteln guttun.

Machen Sie weiter so:

- Bleiben Sie motiviert, indem Sie realistische Ziele definieren. Dafür tun Sie täglich etwas Gutes für sich und versuchen nicht, Ihr Leben radikal zu verändern.
- Beobachten Sie Ihr Verhalten vor dem Hintergrund des in den vergangenen 12 Wochen Gelernten. Wo sehen Sie noch Veränderungsbedarf? Was ist für Sie machbar und sogar besser als das, was Sie bislang tun? Schreiben Sie's auf und tun Sie's!
- Von erfolgreichen Menschen lernen wir, dass sie nicht lange mit einem Misserfolg hadern. Sollten Sie mal unzufrieden mit sich sein oder ein Ziel nicht erreicht haben, denken Sie einfach an das nächste Ziel. Nehmen Sie es sich sofort entschlossen vor. Kleine Rückschläge sind nicht schlimm.
- Auf Dauer gesünder zu leben, gelingt nur, wenn wir uns bewusst dazu entschließen. Zahlreiche wissenschaftliche Untersuchungen, etwa mit Blick auf kritisches Essverhalten, belegen, dass auch die Verhältnisse, in denen wir leben, eine wichtige Rolle spielen und unser Verhalten beeinflussen. Schaffen Sie sich genau die Umgebung, die Sie brauchen, um Ihr neues, aktives und gesundes Leben fortzusetzen.
- Gehen Sie weiterhin nur noch mit der Einkaufsliste einkaufen, statt spontanen Gelüsten zu folgen.
- Planen Sie täglich das Bewegungsprogramm ein und freuen Sie sich, wenn Sie das nächste Leistungslevel erreichen.
- Binden Sie Familie und Freunde ein und teilen Sie die Erfolge. Das geht auch in sozialen Netzwerken, in Vereinen oder in Kursen, wo Menschen über Sport oder Ernährung zusammenfinden. Bleiben Sie dran – Sie schaffen das!

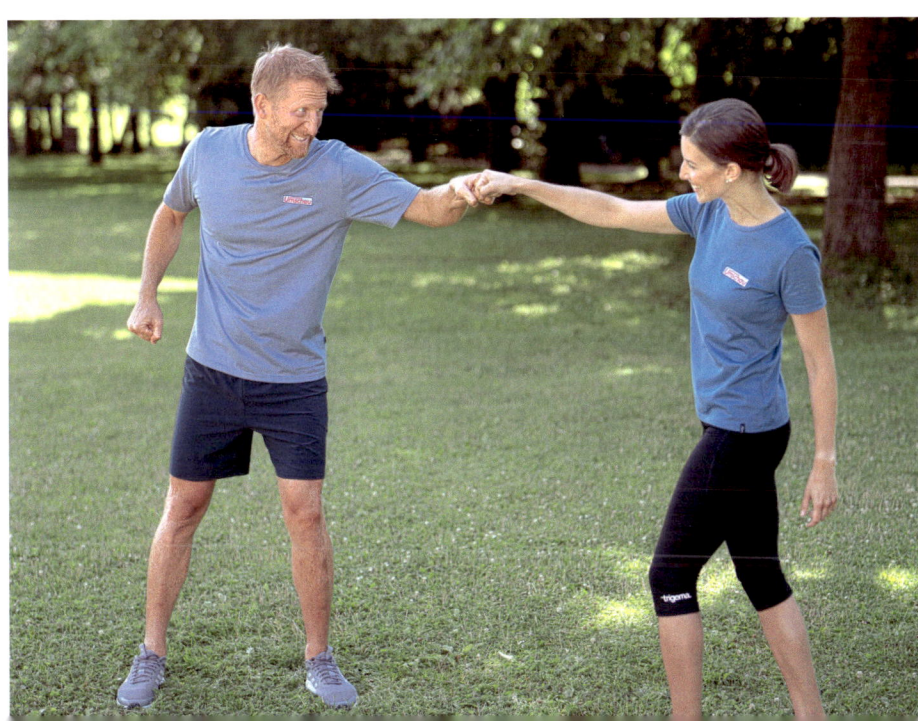

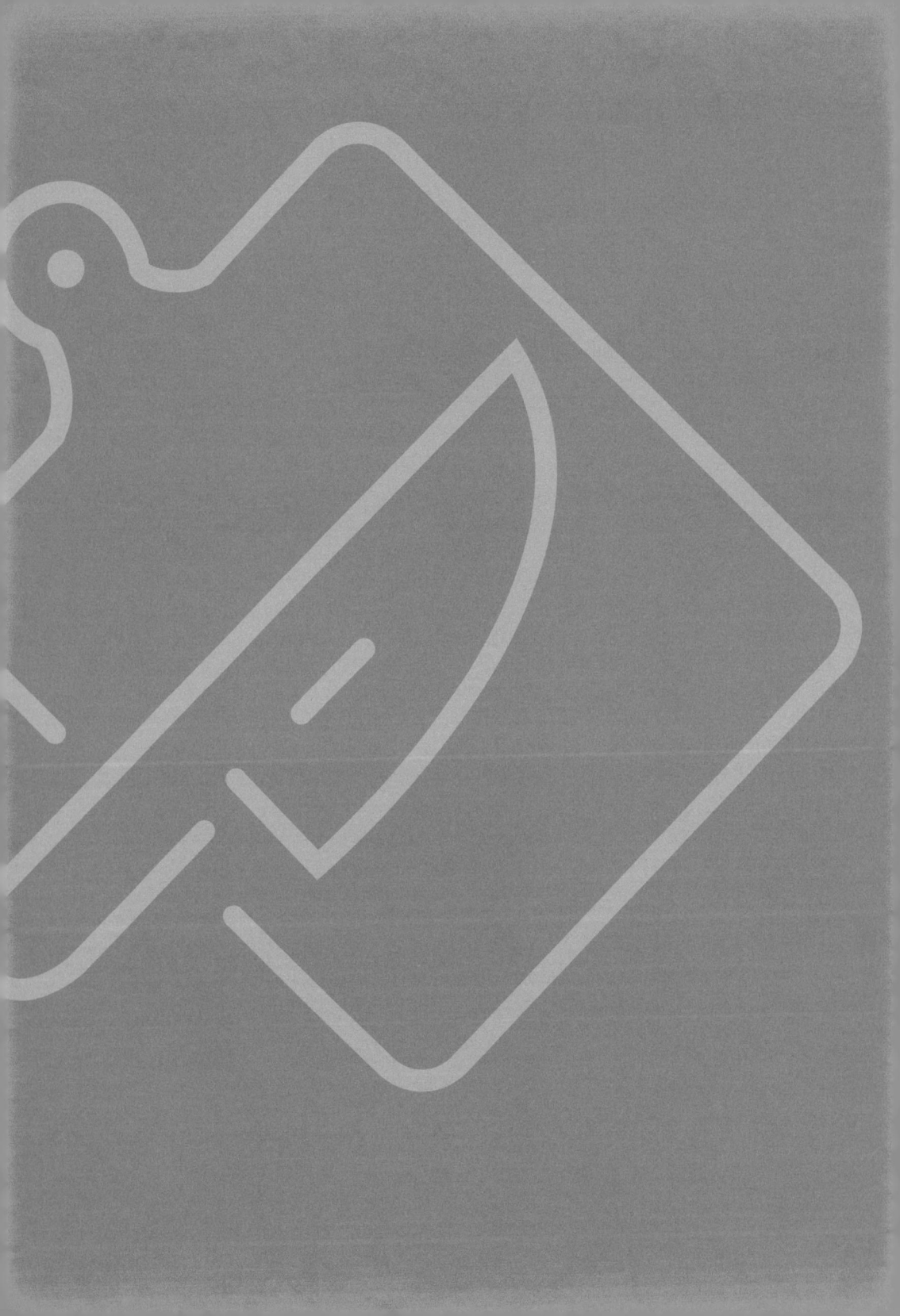

LECKER
ESSEN

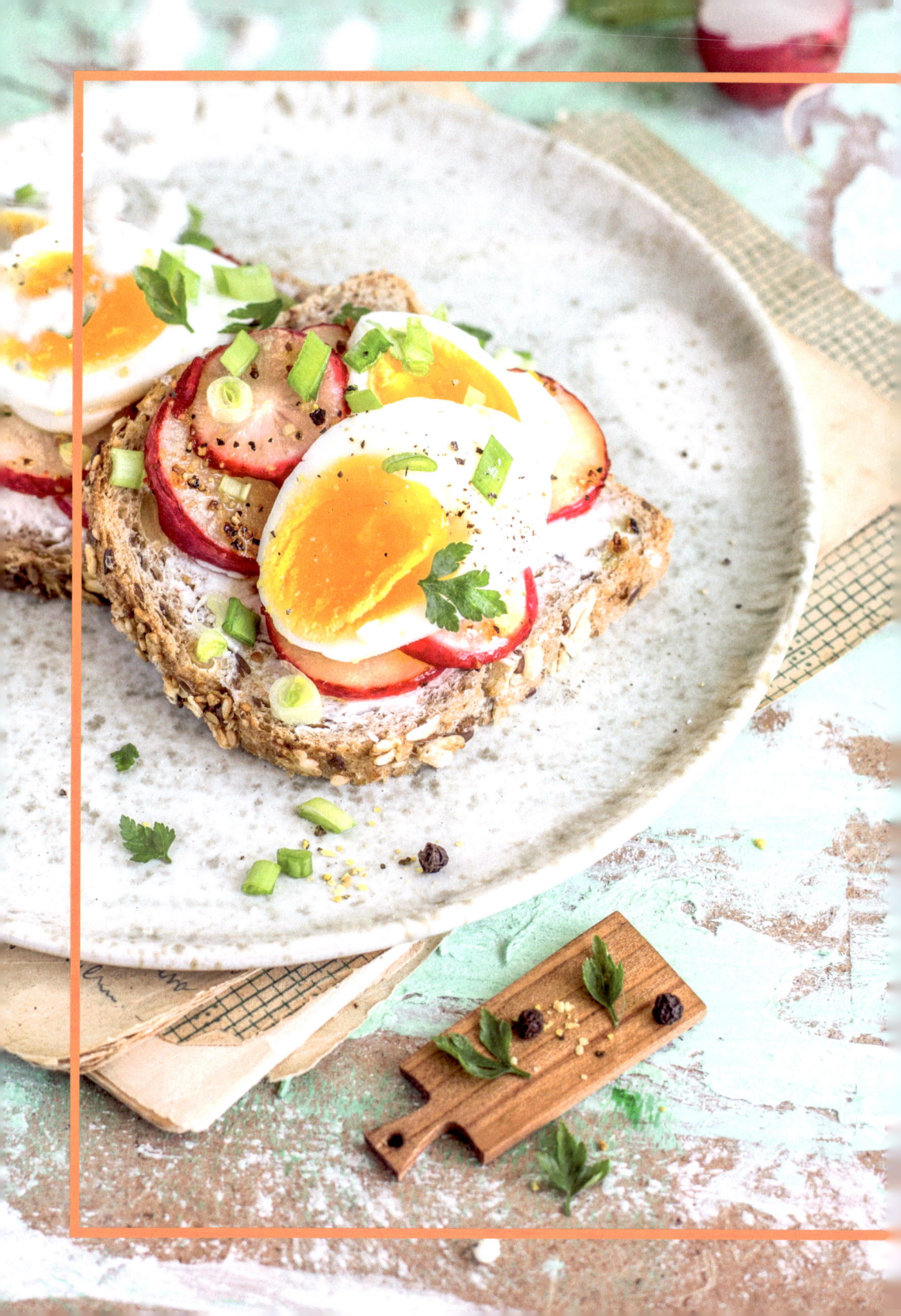

FRÜHSTÜCK

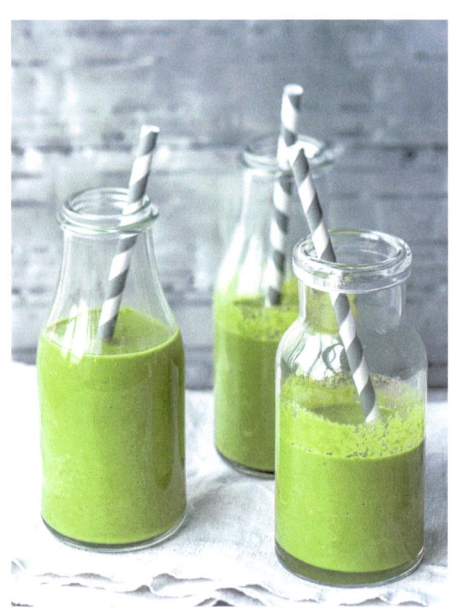

FÜR 2 PERSONEN

½ Avocado

100 g Feldsalat

100 g Spinat

½ Salatgurke

½ grüner Apfel

½ Banane

1 Msp. geriebener Ingwer

1½ EL Haferflocken

100 ml Haferdrink

1 EL Zitronensaft

Salz

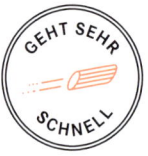

GEHT SEHR SCHNELL

GUTEN-MORGEN-
SMOOTHIE

ZUBEREITUNG:

Avocado entsteinen und Fruchtfleisch aus der Schale lösen. Feldsalat und Spinat verlesen, waschen und trocken schleudern. Gurke schälen, längs halbieren und die Kerne herauskratzen. Gurkenhälften in kleine Stücke schneiden. Apfel waschen, halbieren, entkernen und ebenfalls klein schneiden. Banane schälen und in Stücke brechen. Alles mit den restlichen Zutaten und etwa 100 ml gekühltem Wasser im Mixer 3 bis 4 Minuten fein pürieren. Mit etwas Salz würzen. Den Smoothie in Gläser füllen und sofort servieren.

Pro Portion ca. 178 kcal
6 g F, 5 g EW, 22 g KH, 6 g BST
Zubereitungszeit ca. 15 Minuten

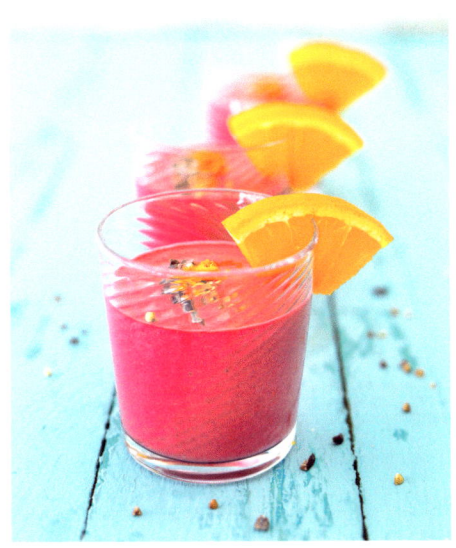

FÜR 2 PERSONEN

1½ Rote Beten (gegart)

1 Bio-Orange

½ Apfel

½ Banane

½ EL Tahin (Sesampaste)

75 g Naturjoghurt (1,5 % Fett)

1 TL Kakaonibs

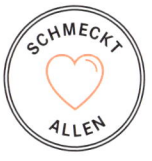

SCHMECKT ALLEN

PINK SMOOTHIE
MIT ROTER BETE UND ORANGE

ZUBEREITUNG:

Rote Beten klein schneiden. Die Orange waschen, trocken reiben und etwas Schale fein abreiben. Die Orange auspressen. Den Apfel waschen, halbieren, entkernen und grob würfeln. Die Banane schälen und in Stücke schneiden.

Alles mit Tahin und Joghurt im Mixer fein pürieren. Dabei etwa 200 ml gekühltes Wasser ergänzen. Den Smoothie auf Gläser verteilen, mit Kakaonibs und abgeriebener Orangenschale bestreuen.

Pro Portion ca. 156 kcal
4 g F, 5 g EW, 22 g KH, 4 g BST
Zubereitungszeit ca. 15 Minuten

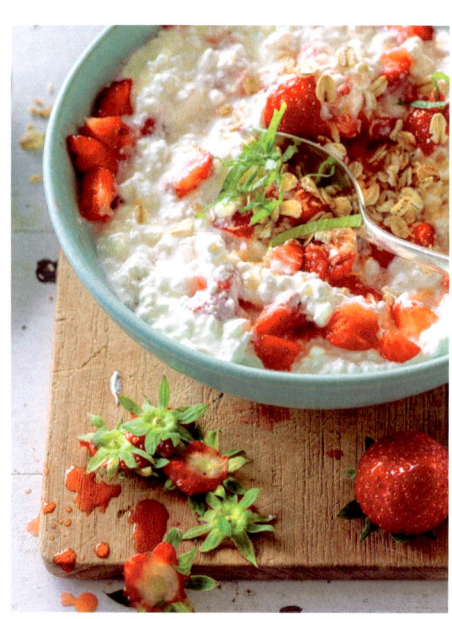

FÜR 2 PERSONEN

½ TL Butter

2 EL Haferflocken

1 EL Kokosraspel

200 g Erdbeeren

300 g körniger Frischkäse

½ EL Honig

2 EL Milch (1,5 % Fett)

1 Msp. gemahlene Vanille

1 Stiel Minze

ERDBEERFRISCHKÄSE
MIT GERÖSTETEN HAFERFLOCKEN

ZUBEREITUNG:

Die Butter in einer Pfanne erhitzen, Haferflocken und Kokosraspeln darin 3 bis 4 Minuten unter Rühren leicht rösten. Abkühlen lassen. Erdbeeren waschen, putzen und klein schneiden. Den Frischkäse mit Honig, Milch und Vanille glatt rühren und die Erd-beeren locker untermischen. Auf Schälchen verteilen und die Haferflocken-mischung darüberstreuen. Minze waschen, trocken tupfen, Blätter ab-zupfen, in feine Streifen schneiden und Frischkäse damit bestreuen.

Pro Portion ca. 306 kcal
13 g F, 24 g EW, 20 g KH, 4 g BST
Zubereitungszeit ca. 20 Minuten

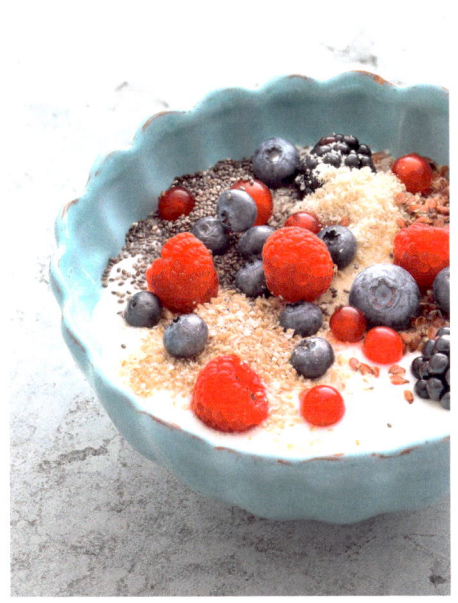

FÜR 2 PERSONEN

100 g gemischte Beeren
(frisch oder TK)

600 g Naturjoghurt (1,5 % Fett)

30 g Weizenkleie

30 g gemahlene Mandeln

30 g Chiasamen

30 g geschrotete Leinsamen

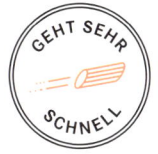

GEHT SEHR SCHNELL

FRÜHSTÜCKSBOWL
MIT BEEREN

ZUBEREITUNG:

Die frischen Beeren verlesen und bei Bedarf abbrausen. TK-Beeren auftauen lassen. Den Joghurt auf zwei Müsli- schalen verteilen.

Den Joghurt mit Weizenkleie, Mandeln, Chia- sowie Leinsamen bestreuen und mit den Beeren garnieren. Die Früh- stücksbowl sofort genießen.

Pro Portion ca. 430 kcal
23 g F, 24 g EW, 21 g KH, 21 g BST
Zubereitungszeit ca. 10 Minuten

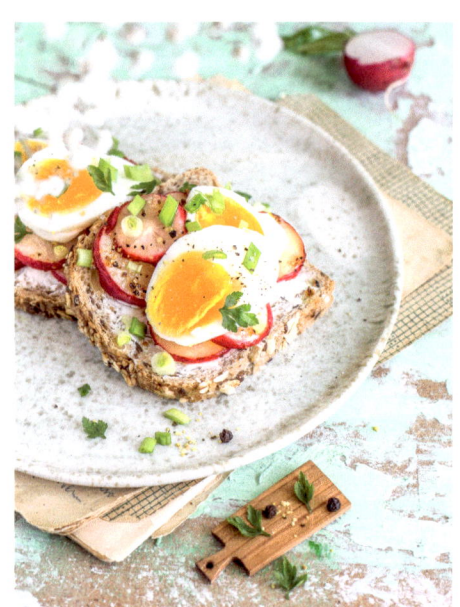

FÜR 2 PERSONEN

75 g Radieschen

½ EL Rapsöl

Salz

½ EL Aceto balsamico

4 Eier (wachsweich gekocht)

1 Frühlingszwiebel

4 Scheiben Vollkornbrot

40 g Joghurt-Frischkäse

Zitronenpfeffer aus der Mühle

1 EL gehackte Petersilie

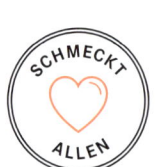

RADIESCHENBROT MIT GEKOCHTEM EI

ZUBEREITUNG:

Radieschen putzen, waschen und in dünne Scheiben schneiden. In einer Pfanne im Öl goldbraun braten. Salzen und mit dem Balsamico beträufeln. Eier pellen und halbieren. Frühlingszwiebel putzen, waschen und in feine Ringe schneiden. Die Brotscheiben mit dem Frischkäse bestreichen, mit Radieschen und Eiern belegen, Frühlingszwiebelringe darüberstreuen. Die Brote mit Zitronenpfeffer bestreuen und mit Petersilie garniert servieren.

Pro Portion ca. 411 kcal
18 g F, 22 g EW, 35 g KH, 7 g BST
Zubereitungszeit ca. 25 Minuten

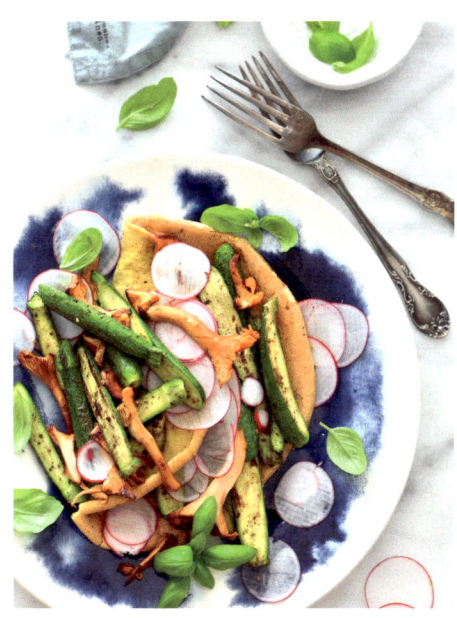

FÜR 2 PERSONEN

3 Eier

50 ml Milch (1,5 % Fett)

Salz · Pfeffer aus der Mühle

1½ EL Olivenöl

125 g Baby-Zucchini

75 g Pfifferlinge

2 Radieschen (in dünnen Scheiben)

einige Basilikumblättchen zum Garnieren

GEHT SEHR SCHNELL

OMELETT MIT ZUCCHINI UND PILZEN

ZUBEREITUNG:

Backofen auf 60 °C Umluft vorheizen. Eier mit Milch, Salz und Pfeffer in einer Schüssel verquirlen. In einer Pfanne nacheinander je etwa einen halben EL Olivenöl erhitzen und aus der Masse in 1 bis 2 Minuten pro Seite zwei Omeletts braten. Im Ofen warm halten.

Zucchini putzen, waschen und längs halbieren. Pfifferlinge putzen und ggf. kleiner zupfen. Beides im restlichen Öl 4 bis 5 Minuten braten, salzen, pfeffern. Omeletts mit Zucchini und Pilzen anrichten und Radieschen darüberstreuen. Mit Basilikum garnieren.

Pro Portion ca. 260 kcal
21 g F, 14 g EW, 4 g KH, 2 g BST
Zubereitungszeit ca. 35 Minuten

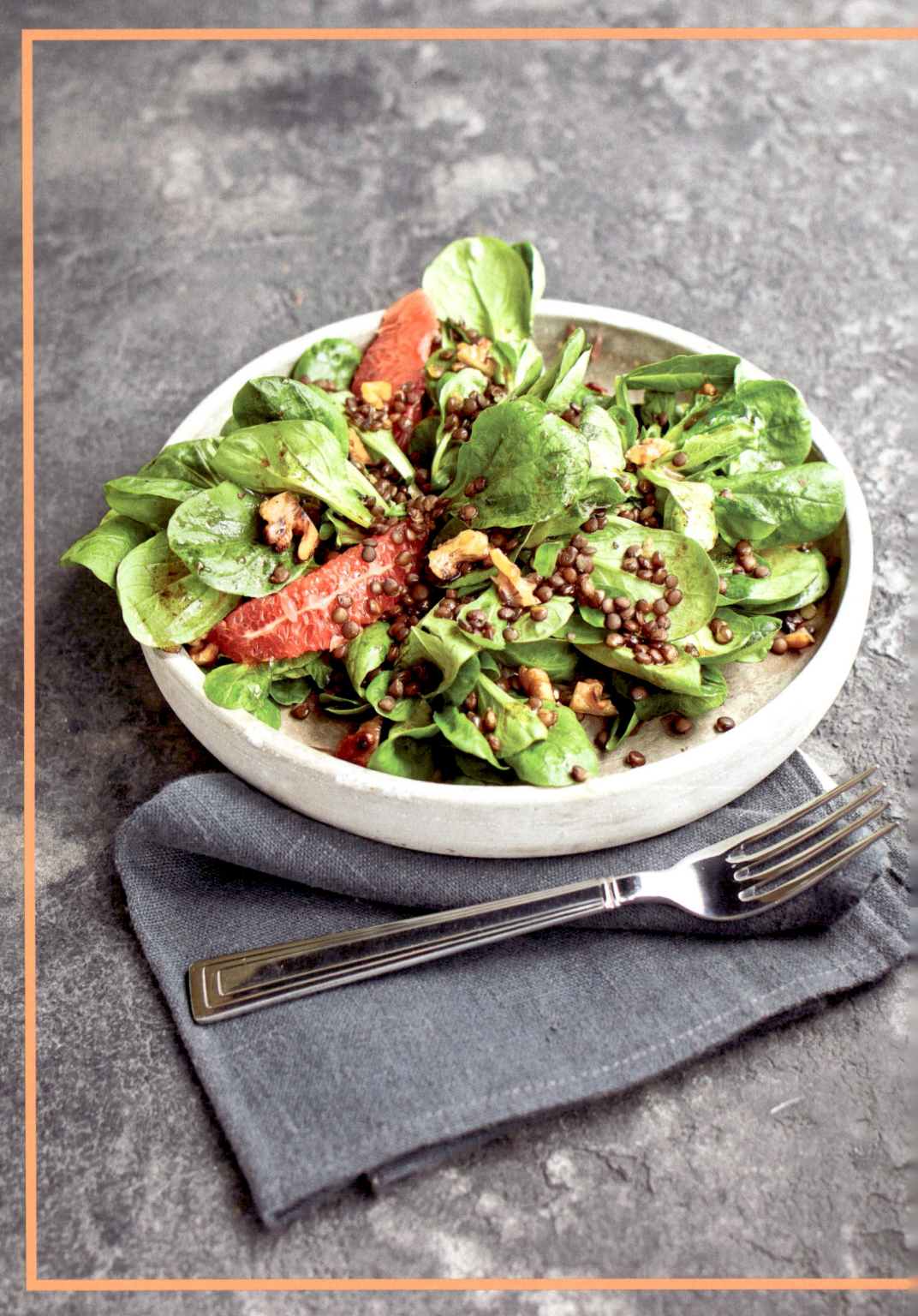

KLEINE GERICHTE

VEGANE FRÜHLINGSROLLEN MIT GRÜNEM CHILIDIP

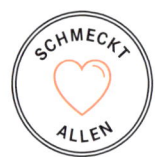

FÜR 2 PERSONEN

1 grüne Chilischote

1 Stiel Koriander

abgeriebene Schale und Saft von ½ Bio-Limette

1 EL geröstete Cashewkerne

2 EL Rapsöl

Salz

1 große Möhre

½ Salatgurke

1 Stange Staudensellerie

½ rote Paprikaschote

6 Salatblätter

6 Blätter Reispapier

1 EL lila Essblütenblätter

1 TL schwarze Sesamsamen

ZUBEREITUNG:

Für den Dip Chilischote längs halbieren, entkernen, waschen und klein schneiden. Koriander waschen, trocken tupfen und Blätter abzupfen. Beides mit Limettenschale, -saft, Cashewkernen, Öl und 1 Prise Salz im Blitzhacker nicht zu fein pürieren, dabei etwas gekühltes Wasser ergänzen und abschmecken.

Möhre putzen, schälen und in feine Stifte schneiden. Gurke waschen, putzen, zuerst quer, dann längs halbieren und Kerne entfernen. Gurke in lange Stifte schneiden. Sellerie und Paprika putzen, waschen und in feine Stifte schneiden. Die Gemüsesticks mischen. Salat waschen und trocken schütteln.

Reispapier nacheinander in einer Schale mit kaltem Wasser einweichen, abtropfen lassen und auf einem feuchten Küchentuch auslegen. Mit je 1 Salatblatt, etwas Gemüse und Blüten belegen, sodass die Füllung auf einer Seite ein Stück herausragt. Das untere Ende und die Ränder einschlagen und aufrollen. Frühlingsrollen mit Sesam bestreuen. Mit dem Dip servieren.

Pro Portion ca. 320 kcal
20 g F, 6 g EW, 27 g KH, 5 g BST
Zubereitungszeit ca. 30 Minuten

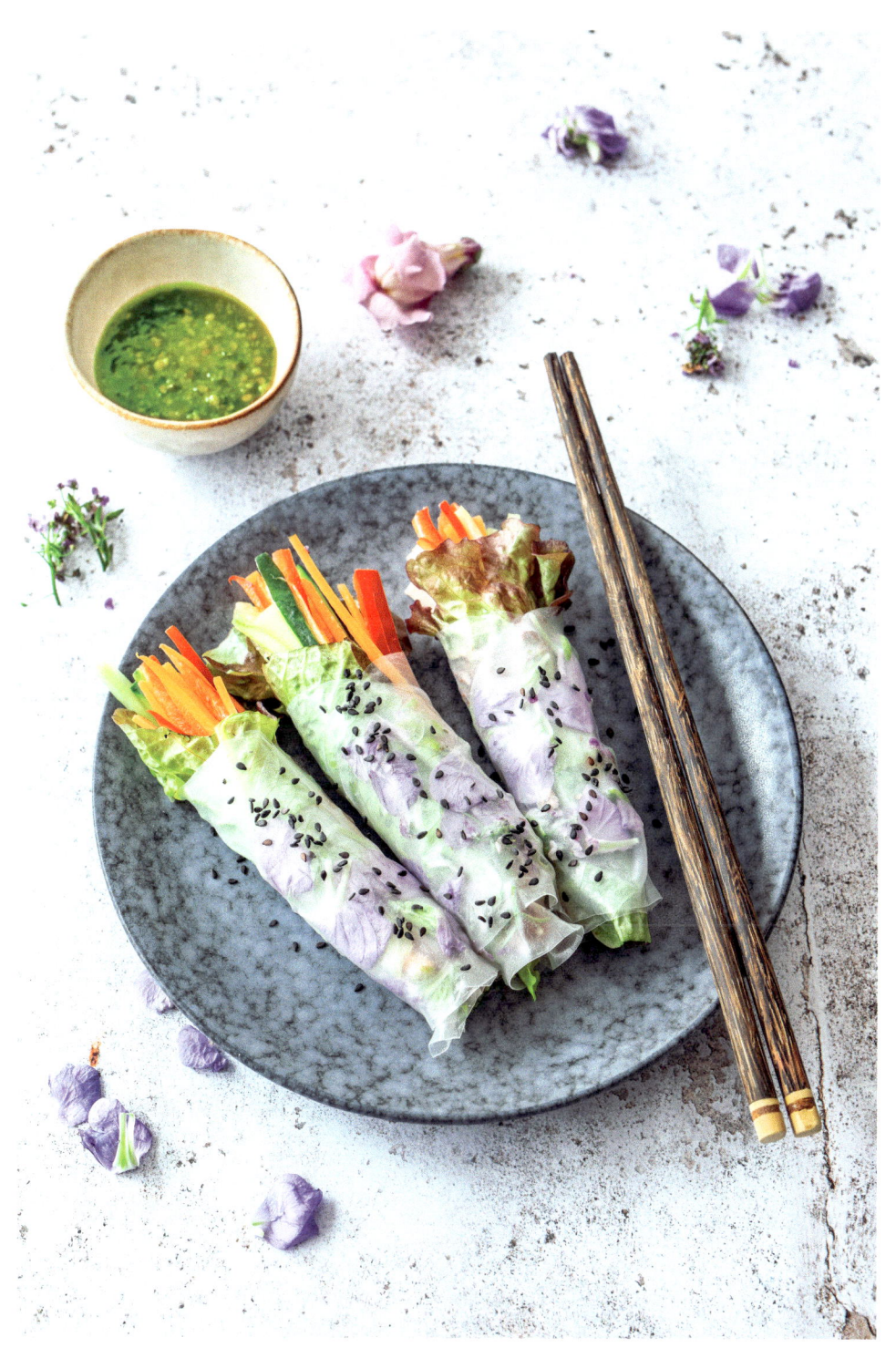

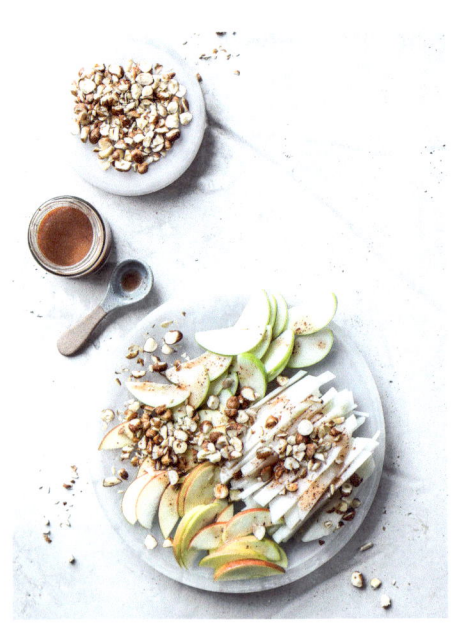

FÜR 2 PERSONEN

2 Rispen Rote Johannisbeeren

½ TL Honig

40 ml Gemüsebrühe

½ EL Himbeeressig

½ TL Senf

Salz • Pfeffer aus der Mühle

1½ EL Olivenöl

1 junger Kohlrabi

je 1 grüner und roter Apfel

30 g gehackte Haselnüsse
(nach Belieben geröstet)

KOHLRABI-APFEL-SALAT
MIT JOHANNISBEER-DRESSING

ZUBEREITUNG:

Beeren waschen, trocken tupfen und von der Rispe streifen, mit Honig pürieren. Brühe, Essig, Senf, Salz, Pfeffer und Öl unterrühren. Dressing abschmecken. Für den Salat Kohlrabi schälen, erst in dünne Scheiben hobeln, dann in lange feine Streifen schneiden. Äpfel waschen, vierteln und entkernen. Viertel in feine Scheiben schneiden. Kohlrabi und Apfelscheiben nach Sorten getrennt auf Tellern anrichten, Nüsse darüberstreuen. Alles mit dem Dressing beträufeln und servieren.

Pro Portion ca. 320 kcal
21 g F, 4 g EW, 21 g KH, 5 g BST
Zubereitungszeit ca. 20 Minuten

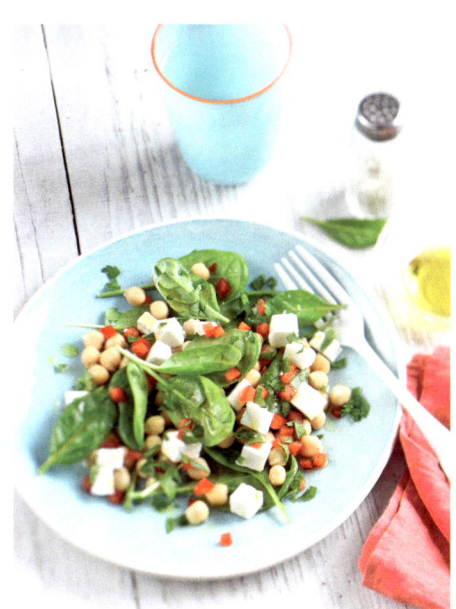

FÜR 2 PERSONEN

1 rote Paprikaschote

1 Stiel Petersilie

2 Handvoll Baby-Spinat

100 g Feta (fettreduziert)

100 g Kichererbsen (abgetropft, aus der Dose)

1½ EL Olivenöl

1 EL Zitronensaft

Salz

KICHERERBSEN-SPINAT-SALAT MIT FETA UND PAPRIKA

ZUBEREITUNG:

Paprika längs halbieren, entkernen, waschen und in kleine Würfel schneiden. Petersilie waschen, trocken tupfen, Blätter abzupfen und fein hacken. Spinat verlesen, waschen und trocken schütteln.

Feta in kleine Würfel schneiden. Kichererbsen in einem Sieb kalt abspülen und abtropfen lassen. Olivenöl, Zitronensaft und Salz verquirlen. Alle vorbereiteten Salatzutaten locker mischen und abschmecken.

Pro Portion ca. 292 kcal
18 g F, 18 g EW, 12 g KH, 4 g BST
Zubereitungszeit ca. 15 Minuten

HÄHNCHENBRUST MIT GURKE
AUF VOLLKORNBROT

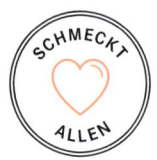

FÜR 2 PERSONEN

1 Hähnchenbrustfilet (ca. 150 g)

Salz · Pfeffer aus der Mühle

½ EL Rapsöl

1 Frühlingszwiebel

100 g Naturjoghurt (1,5 % Fett)

1 Spritzer Zitronensaft

50 g Salatgurke

2 Scheiben Vollkornbrot mit Kürbiskernen

ZUBEREITUNG:

Das Hähnchenbrustfilet waschen, trocken tupfen und mit Salz und Pfeffer würzen. In einer Pfanne im Öl bei mittlerer Hitze auf beiden Seiten jeweils etwa 2 Minuten goldbraun braten. Vom Herd nehmen und etwa 5 Minuten gar ziehen lassen, dabei ein- bis zweimal wenden.

Die Frühlingszwiebel putzen, waschen und in feine Ringe schneiden. Bis auf 1 EL für die Garnitur mit dem Joghurt mischen und mit Salz, Pfeffer und Zitronensaft abschmecken.

Die Gurke waschen und in dünne Scheiben schneiden. Den Frühlingszwiebeljoghurt auf die Brotscheiben verteilen und mit den Gurkenscheiben belegen.

Das Hähnchenbrustfilet in Scheiben schneiden und darauf anrichten. Leicht mit Pfeffer würzen und mit den restlichen Frühlingszwiebelringen garniert servieren.

Pro Portion ca. 284 kcal
7 g F, 25 g EW, 26 g KH, 5 g BST
Zubereitungszeit ca. 30 Minuten

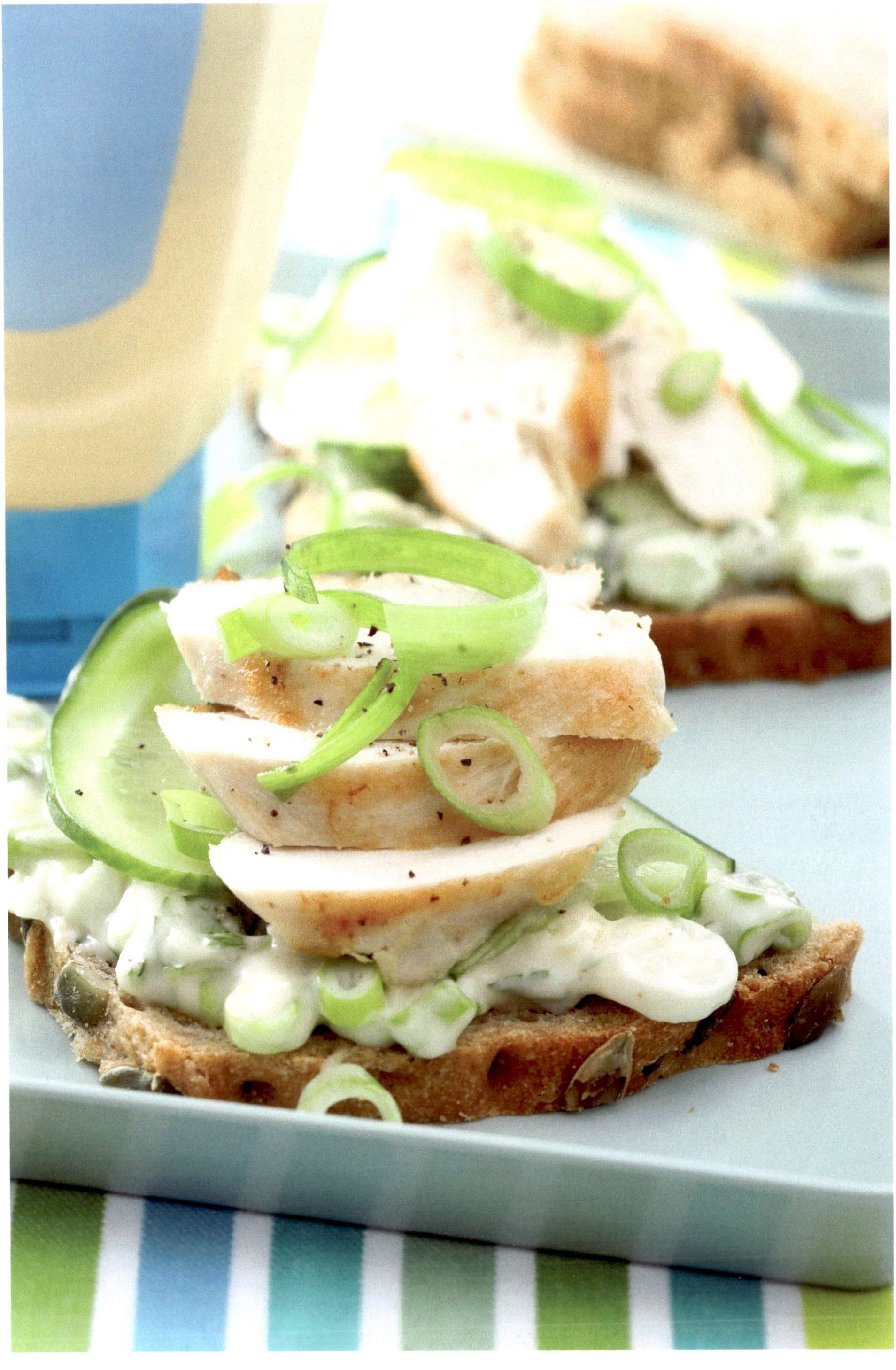

HERBSTLICHES OFENGEMÜSE MIT ZIEGENKÄSEDIP

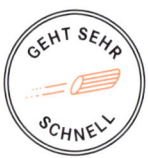

GEHT SEHR SCHNELL

FÜR 2 PERSONEN

½ Hokkaidokürbis

4 junge Rote Beten

125 g Pilze (z. B. Egerlinge, kleine Braunkappen)

1 rote Zwiebel

1½ EL Olivenöl

1½ EL Zitronensaft

Meersalz

Pfeffer aus der Mühle

20 g Pinienkerne

2 Zweige Rosmarin

125 g Ziegenfrischkäse

ZUBEREITUNG:

Den Kürbis waschen, halbieren, entkernen und in Spalten schneiden. Die Roten Beten putzen, dabei etwas Grün stehen lassen, schälen und die Knollen halbieren. Die Pilze putzen und je nach Größe ganz lassen oder halbieren. Die Zwiebel schälen und in Spalten schneiden.

Alle vorbereiteten Zutaten auf einem Backblech verteilen. Mit 1 EL Olivenöl und 1 EL Zitronensaft beträufeln und mit Salz und Pfeffer würzen. Die Pinienkerne darüberstreuen und alles mit der Hälfte vom grob zerpflückten Rosmarin vermengen. Im Ofen auf der mittleren Schiene etwa 30 Minuten goldbraun braten.

Käse mit dem übrigen Zitronensaft und Öl glatt rühren und mit Salz und Pfeffer abschmecken.

Das Gemüse aus dem Ofen nehmen, auf Tellern anrichten und mit den übrigen Rosmarinblättern bestreuen. Mit dem Ziegenkäsedip servieren.

Pro Portion ca. 384 kcal
21 g F, 16 g EW, 27 g KH, 11 g BST
Zubereitungszeit ca. 20 Minuten
(+ ca. 30 Minuten braten)

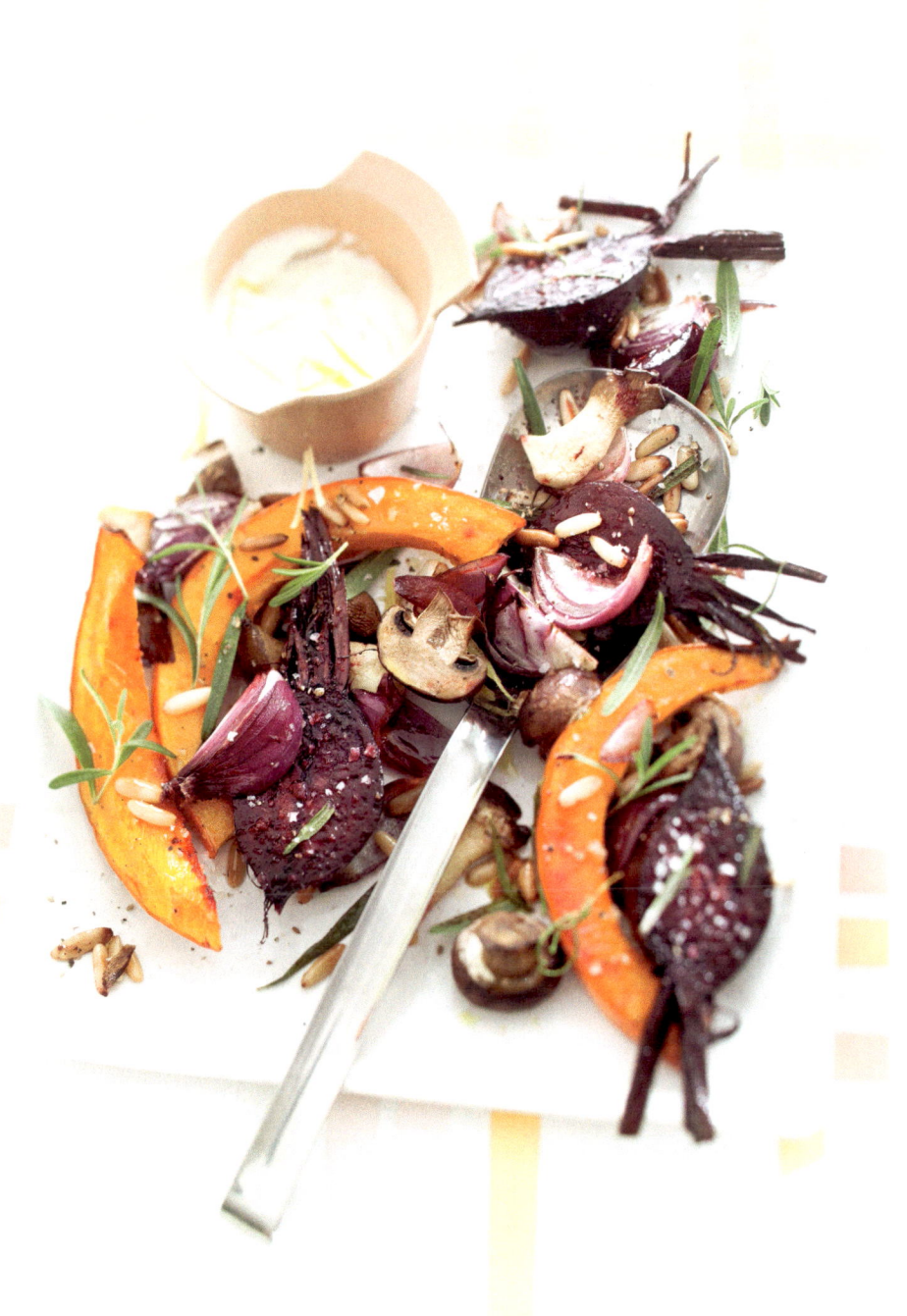

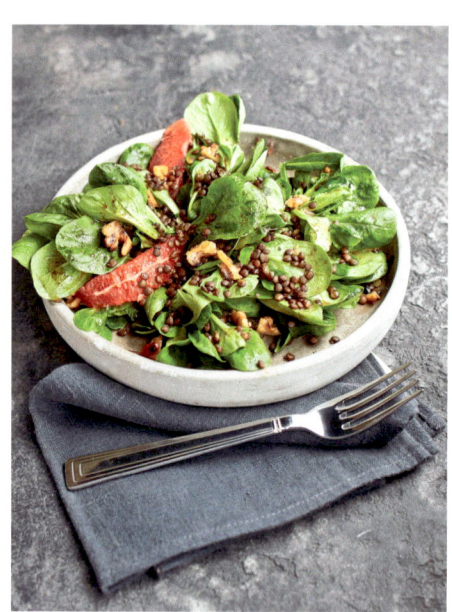

FÜR 2 PERSONEN

40 g Berglinsen

150 g Feldsalat

1 kleine Grapefruit

20 g Walnüsse

1 EL Balsamico

1 EL Apfelessig

2 EL Rapsöl

Salz

Pfeffer aus der Mühle

FELDSALAT
MIT LINSEN

ZUBEREITUNG:

Linsen nach Packungsanweisung gar kochen. Kurz abschrecken und abtropfen lassen. Feldsalat verlesen, waschen und trocken schleudern. Grapefruit großzügig schälen und filetieren. Walnüsse in einer Pfanne ohne Fett rösten, grob hacken.

Balsamico, Apfelessig, Öl, Salz und Pfeffer in einer Schüssel verquirlen. Feldsalat und lauwarme Linsen untermischen und auf Tellern anrichten. Grapefruitfilets dazwischen verteilen und Salat mit den Nüssen bestreuen.

Pro Portion ca. 315 kcal
22 g F, 9 g EW, 18 g KH, 4 g BST
Zubereitungszeit ca. 45 Minuten

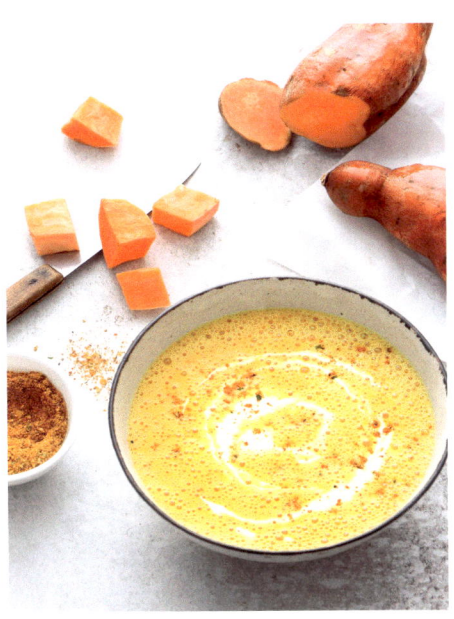

FÜR 2 PERSONEN

200 g Süßkartoffeln

1 Möhre

je 1 kleine Zwiebel und
Knoblauchzehe

10 g Ingwer

½ EL Rapsöl

2 TL Currypulver

400 ml Gemüsebrühe

125 ml ungesüßte Kokosmilch

Salz

1 EL Zitronensaft

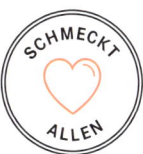

SÜẞKARTOFFELSUPPE
MIT KOKOSMILCH

ZUBEREITUNG:

Die Süßkartoffeln, Möhre, Zwiebel, Knoblauch und Ingwer schälen und alles in kleine Würfel schneiden. In einem Topf im Öl kurz anschwitzen. 1½ TL Currypulver kurz mitrösten und die Brühe mit 100 ml Kokosmilch angießen. Den Deckel auflegen und alles bei schwacher Hitze etwa 20 Minuten gar köcheln lassen. Die Suppe fein pürieren, dabei ggf. noch etwas Wasser ergänzen, und mit Salz und Zitronensaft abschmecken. Auf Schälchen verteilen, mit der übrigen Kokosmilch beträufeln und mit etwas Currypulver bestäuben.

Pro Portion ca. 366 kcal
22 g F, 4 g EW, 34 g KH, 7 g BST
Zubereitungszeit ca. 35 Minuten

FRUCHTIGER QUINOASALAT
MIT SPARGEL UND CASHEWKERNEN

FÜR 2 PERSONEN

100 g Quinoa

Salz

125 g grüner Spargel

50 g Zuckerschoten

75 g Himbeeren

75 g gelbe Kirschtomaten

½ Apfel

25 g Cashewkerne

1 Msp. Dijonsenf

1½ EL Zitronensaft

1½ EL Rapsöl

Pfeffer aus der Mühle

15 g Chiasamen

ZUBEREITUNG:

Die Quinoa in einem Sieb abbrausen und in kochendem Salzwasser etwa 15 Minuten garen. Abschrecken und gut abtropfen lassen.

Den Spargel waschen, im unteren Drittel schälen und die Enden abschneiden. Die Stangen längs in dünne Streifen hobeln oder schneiden. Die Zuckerschoten putzen und waschen. Beides in kochendem Salzwasser 1 bis 2 Minuten blanchieren, abschrecken und abtropfen lassen.

Die Himbeeren verlesen. Die Tomaten waschen und halbieren. Den Apfel waschen, halbieren, entkernen und die Viertel in schmale Spalten schneiden. Die Cashewkerne hacken.

Für das Dressing Senf, Zitronensaft, Öl, Salz und Pfeffer verrühren und abschmecken. Alle vorbereiteten Salatzutaten mit den Chiasamen locker mit dem Dressing mischen und servieren.

Pro Portion ca. 466 kcal
22 g F, 14 g EW, 47 g KH, 12 g BST
Zubereitungszeit ca. 30 Minuten

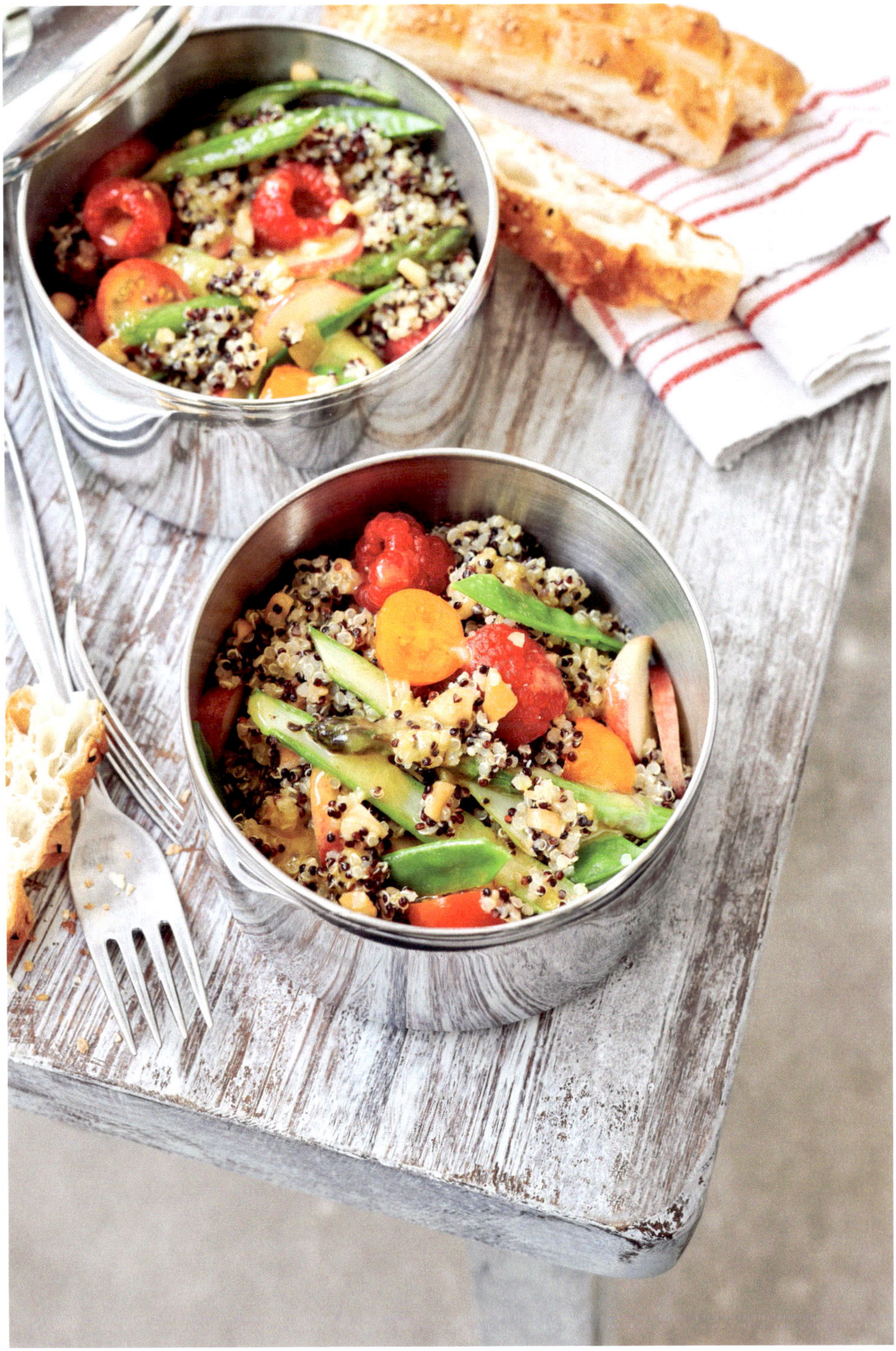

ZUCCHINIPUFFER MIT HALLOUMI UND GRÜNKOHLSALAT

SCHMECKT ALLEN

FÜR 2 PERSONEN

50 g Quinoa

Salz · Pfeffer aus der Mühle

125 g Grünkohl

½ Salatgurke

50 ml Gemüsebrühe

2 ½ EL Weißweinessig

1 ½ EL Olivenöl

½ Zucchini

30 g Magerquark

1 Ei

1 EL Dinkelvollkornmehl

½ EL Rapsöl

50 g Halloumi

½ milde Peperoni

je 3–4 Stiele Kerbel und Petersilie

1 Frühlingszwiebeln

1 EL Tahin (Sesampaste)

75 g Naturjoghurt (1,5 %)

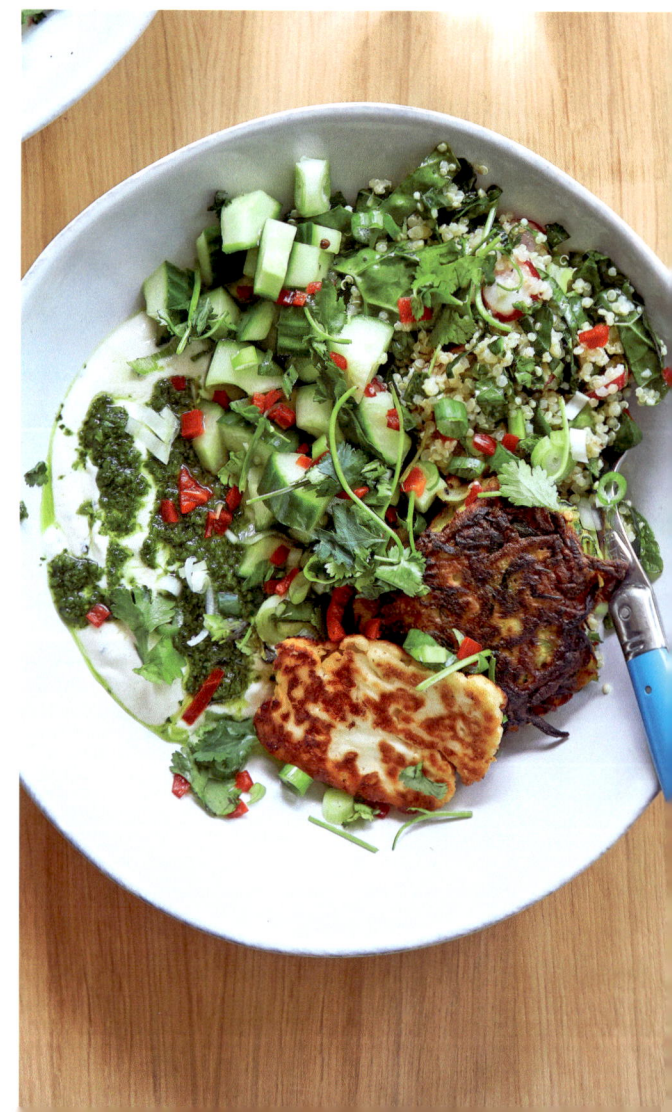

ZUBEREITUNG:

Für den Salat die Quinoa in einem Sieb abbrausen und in kochendem Salzwasser etwa 15 Minuten garen. Abschrecken und gut abtropfen lassen.

Grünkohl waschen, trocken schleudern, den Strunk entfernen und die Blätter klein schneiden. Gurke waschen, längs halbieren, die Kerne ausschaben und die Hälften in kleine Würfel schneiden.

In einer Schüssel Brühe, Essig und 1 EL Olivenöl verrühren. Mit Salz und Pfeffer würzen und die vorbereiteten Zutaten untermischen.

Zucchini putzen, waschen und raspeln. In einer Schüssel mit Quark, Ei, Dinkelmehl, Salz und Pfeffer vermengen. In einer großen Pfanne das Rapsöl erhitzen, Zucchinimasse in 2 größeren oder 4 kleineren Häufchen hineinsetzen

und auf beiden Seiten jeweils 4 bis 5 Minuten goldbraun braten.

Halloumi in Scheiben schneiden, mit in die Pfanne legen und ebenfalls auf beiden Seiten goldbraun braten.Peperoni entkernen, waschen und in feine Würfel schneiden. Kerbel und Petersilie waschen, trocken schütteln, die Blätter abzupfen und grob hacken. Die Frühlingszwiebel putzen, waschen und in feine Ringe schneiden.

Die Hälfte der Kräuter mit restlichem Olivenöl und 1 bis 2 EL kaltem Wasser fein pürieren.

Tahin mit Joghurt verrühren. Mit Salat, Puffern und Halloumi auf Schälchen verteilen und mit dem Kräuteröl beträufeln. Mit restlichen Kräutern, Frühlingszwiebel und Peperoni garniert servieren.

Pro Portion ca. 475 kcal
29 g F, 20 g EW, 30 g KH, 7 g BST
Zubereitungszeit ca. 50 Minuten

RÖSTBROT MIT
EDAMAME-ERBSEN-CREME

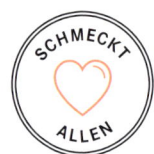

FÜR 2 PERSONEN

75 g tiefgekühlte Edamame

75 g tiefgekühlte Erbsen

Salz

1 Stiel Minze

1 EL Joghurt-Frischkäse

1 TL Limettensaft

Pfeffer aus der Mühle

2 große Scheiben Vollkornbrot

50 g Wassermelonen-Rettich

½ Avocado

ZUBEREITUNG:

Edamame und Erbsen in Salzwasser etwa 3 Minuten blanchieren, abgießen und abtropfen lassen.

Minze waschen und trocken tupfen, die Blätter abzupfen und wenige zum Garnieren beiseitelegen. Rest fein hacken.

Edamame und Erbsen in einer Schüssel mit einer Gabel stückig zerdrücken. Gehackte Minze und Frischkäse untermengen. Mit Limettensaft, Salz und Pfeffer abschmecken.

Brotscheiben toasten. Wassermelonen-Rettich schälen und in feine Scheiben schneiden, diese halbieren oder vierteln. Avocado entsteinen, das Fruchtfleisch aus der Schale lösen und in dünne Scheiben schneiden.

Röstbrote mit der Edamame-Erbsen-Creme bestreichen und mit Rettich- und Avocadoscheiben belegen. Alles noch leicht mit Pfeffer bestreuen und mit Minzeblättchen bestreut servieren.

Pro Portion ca. 258 kcal
8 g F, 12 g EW, 30 g KH, 9 g BST
Zubereitungszeit ca. 5 Minuten

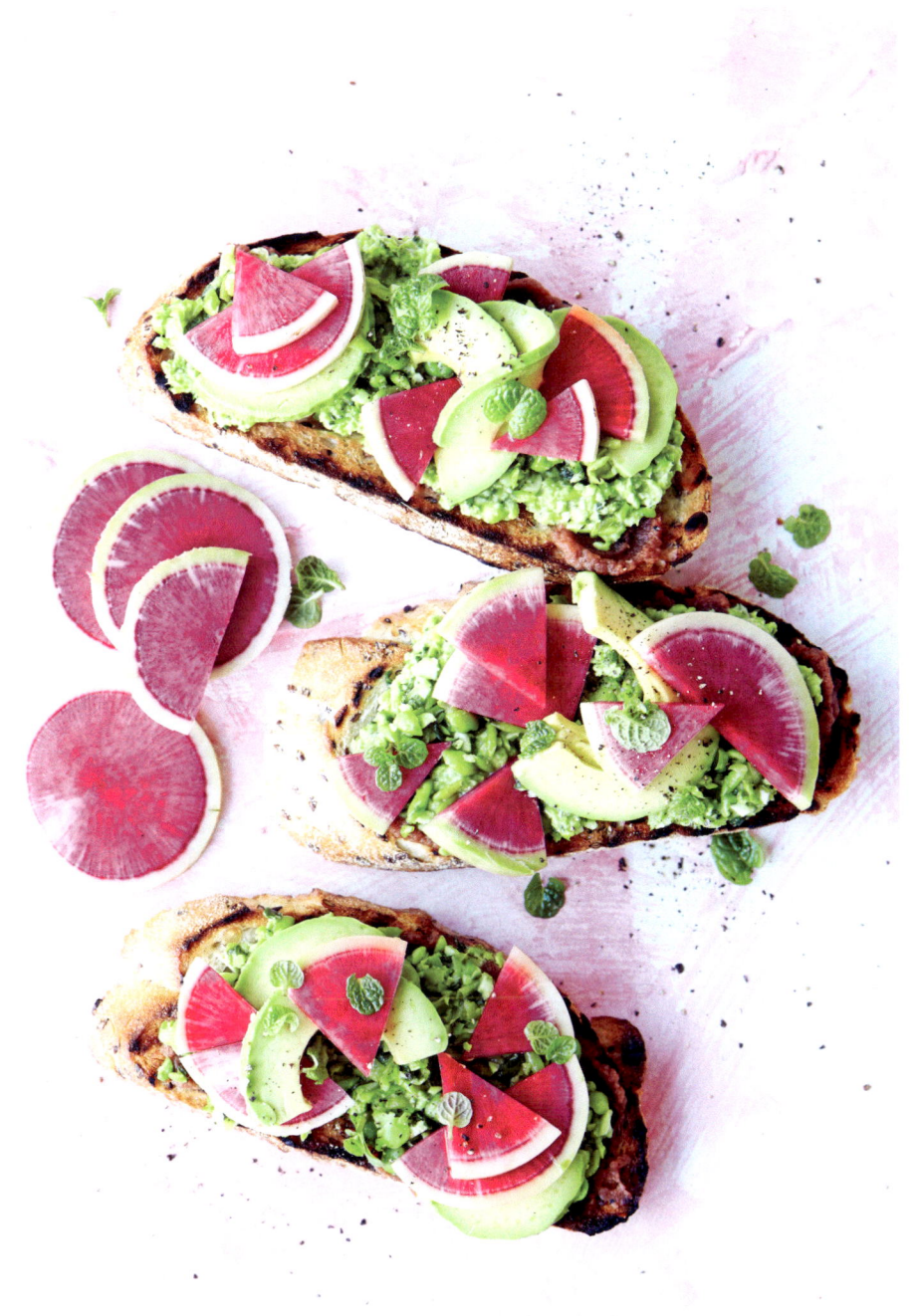

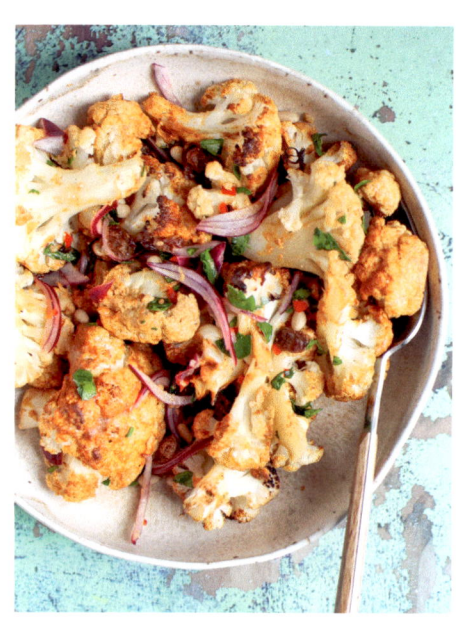

FÜR 2 PERSONEN

500 g Blumenkohl

1 rote Zwiebel

½ rote Chilischote

1 TL Ras el Hanout

Salz · Pfeffer aus der Mühle

2 EL Olivenöl

15 g Rosinen

15 g Pinienkerne

2 Stiele Petersilie

1½ EL Zitronensaft

40 ml Gemüsebrühe

GEBRATENER BLUMENKOHLSALAT

ZUBEREITUNG:

Backofen auf 200 °C Umluft vorheizen. Ein Backblech mit Backpapier auslegen. Blumenkohl in Röschen teilen und waschen. Zwiebel schälen und in schmale Spalten schneiden. Chilischote entkernen, waschen und fein würfeln. Alles in einer Schüssel mit Salz, Ras-el-Hanout, Pfeffer und 1 EL Olivenöl mi-schen. Rosinen und Pinienkerne dazugeben. Blumenkohl-Mix auf dem Blech verteilen und im Ofen auf der mittleren Schiene etwa 20 Minuten goldbraun rösten. Herausnehmen und abkühlen lassen.Petersilie waschen, Blätter abzupfen und fein hacken. Mit übrigem Öl, Zitronensaft und Brühe verrühren und mit Salz und Pfeffer würzen. Salat mit der Vinaigrette mischen, abschmecken und servieren.

Pro Portion ca. 286 kcal
20 g F, 9 g EW, 13 g KH, 9 g BST
Zubereitungszeit ca. 15 Minuten

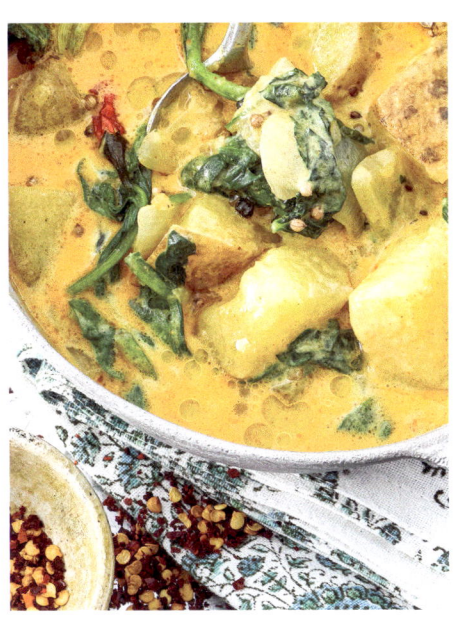

FÜR 2 PERSONEN

400 g festkochende Kartoffeln

1 Zwiebel · 1 Knoblauchzehe

20 g getrocknete Tomaten

1 EL Rapsöl

1 EL rote Currypaste

125 ml ungesüßte Kokosmilch

250 ml Gemüsebrühe

Salz · Chiliflocken

½ TL Kurkumapulver

75 g Baby-Spinat

1 EL Zitronensaft

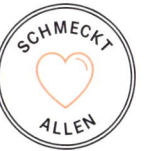

SCHMECKT ALLEN

CREMIGES KARTOFFELCURRY

_____

ZUBEREITUNG:

Kartoffeln schälen, waschen und grob in Stücke schneiden. Zwiebel und Knoblauch schälen, Zwiebel in Spalten und Knoblauch in feine Scheiben schneiden. Die Tomaten klein schneiden. Die Kartoffeln in einem Topf im Öl rundum etwa 5 Minuten anbraten. Zwiebel und Knoblauch dazugeben und leicht goldbraun braten.

Die Currypaste kurz mitrösten. Die Kokosmilch mit der Brühe angießen, die Tomaten ergänzen und alles mit Salz und Kurkuma würzen. Das Curry bei schwacher Hitze etwa 20 Minuten gar köcheln. Den Spinat verlesen, waschen und trocken schütteln. Kurz vor dem Servieren unter das Curry mischen und das Curry mit Zitronensaft und Chili abschmecken.

Pro Portion ca. 366 kcal
22 g F, 4 g EW, 34 g KH, 7 g BST
Zubereitungszeit ca. 35 Minuten

ROTE-BETE-RICOTTA-RISOTTO

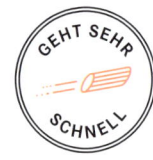

GEHT SEHR SCHNELL

FÜR 2 PERSONEN

1 kleine Zwiebel

1 Knoblauchzehe

200 g Rote Beten (gegart und vakuumiert)

½ EL Olivenöl

125 g Risottoreis

500 ml Gemüsebrühe

Salz

Pfeffer aus der Mühle

40 g geriebener Parmesan

75 g Ricotta

1 EL Zitronensaft

1 EL gehackter Dill

ZUBEREITUNG:

Zwiebel und Knoblauch schälen und in feine Würfel schneiden. Die Hälfte der Roten Beten ebenso in Würfel schneiden und mit dem Stabmixer fein pürieren. Übrige Rote Beten in Stücke schneiden.

In einem Topf das Olivenöl erhitzen und die Zwiebel darin glasig dünsten. Knoblauch und Rote-Bete-Stücke hinzufügen und kurz mitdünsten. Risottoreis untermengen und ebenfalls kurz mitbraten, dann mit etwas Brühe ablöschen und leise köcheln lassen.

Reis mit Salz und Pfeffer würzen und nach und nach so viel Brühe angießen, dass alles gerade bedeckt ist. Die Flüssigkeit dabei unter gelegentlichem Rühren immer wieder einkochen lassen, bis der Reis nach 15 bis 20 Minuten mit leichtem Biss gegart ist.

Das Rote-Bete-Püree und den Parmesan mit 50 g zerpflücktem Ricotta unterrühren. Risotto mit Zitronensaft abschmecken und auf Tellern anrichten. Übrigen Ricotta darüber verteilen und mit Dill bestreuen.

Pro Portion ca. 400 kcal
16 g F, 13 g EW, 63 g KH, 4 g BST
Zubereitungszeit ca. 40 Minuten

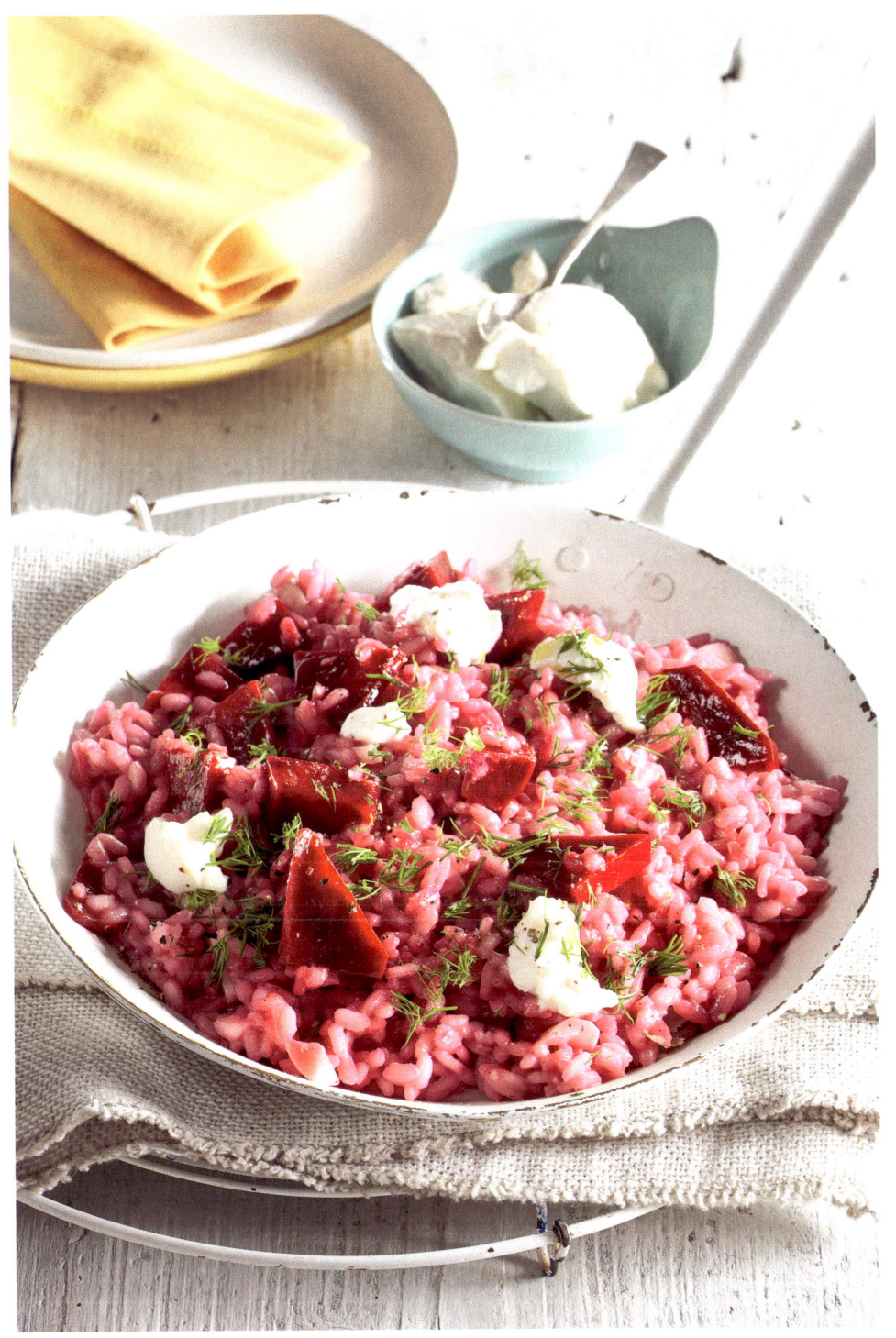

CHILI SIN CARNE MIT WILDREIS

FÜR 2 PERSONEN

100 g Wildreis

Salz

1 Zwiebel

1 Knoblauchzehe

je ½ Möhre und rote Paprika-schote

½ Stange Staudensellerie

1 EL Olivenöl

200 g stückige Tomaten (Dose)

125 g Kidneybohnen (Dose)

100 g Räuchertofu

1 TL edelsüßes Paprikapulver

Cayennepfeffer

½ Avocado

½ Bio-Limette (in Spalten)

2 EL Sojajoghurt

1 EL gehackte Kräuter (z. B. Koriandergrün, Petersilie)

1 TL Jalapeño (in Ringen; Glas)

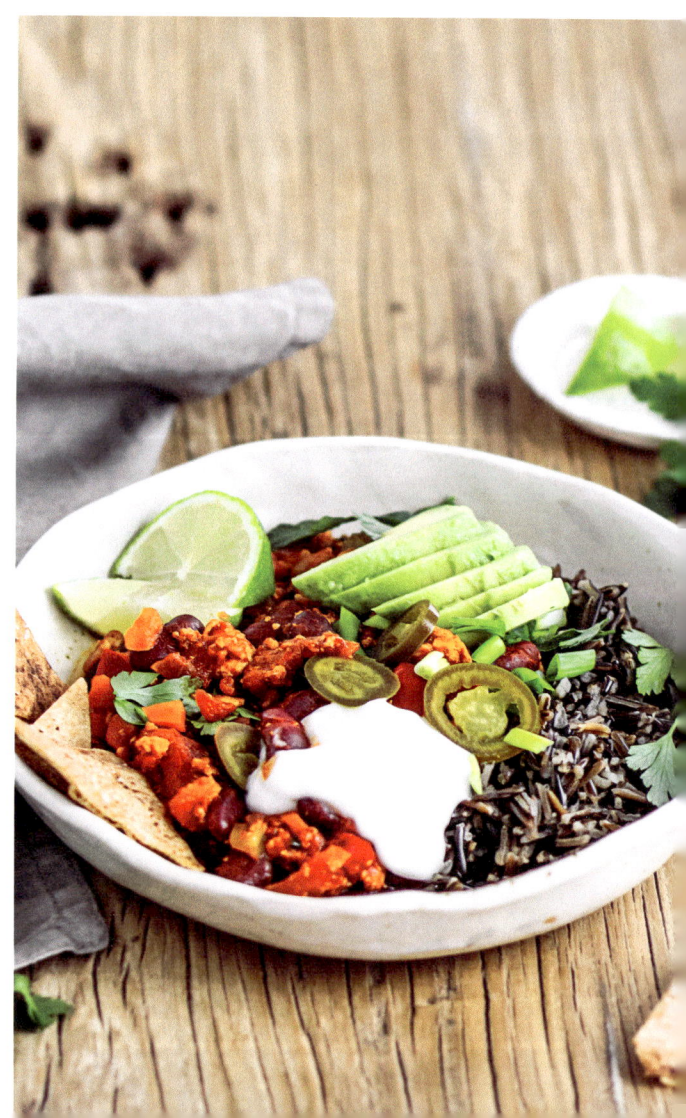

ZUBEREITUNG:

Den Wildreis abbrausen, abtropfen lassen, in einem Topf mit 250 ml Wasser bedecken und etwa 2 Stunden einweichen.

Anschließend leicht salzen, aufkochen und zugedeckt bei schwacher Hitze etwa 45 Minuten köcheln lassen, bis der Reis gar ist.

Inzwischen die Zwiebel und den Knoblauch schälen und in feine Würfel schneiden. Möhre putzen und schälen, Paprika und Sellerie putzen und waschen. Alles in kleine Würfel schneiden. Etwas Selleriegrün hacken und beiseitelegen.

In einem Topf das Öl erhitzen, Zwiebel und Knoblauch darin andünsten. Die Gemüsewürfel hinzufügen und etwa 5 Minuten mit andünsten. Die Tomaten untermischen und etwa 200 ml Wasser angießen. Alles etwa 15 Minuten köcheln. Bohnen in einem Sieb abbrausen und abtropfen lassen. Tofu fein zerbröseln und mit den Bohnen zum Gemüse geben. Nochmals etwa 5 Minuten köcheln lassen. Mit Salz, Paprikapulver und Cayenne würzen.

Avocado entsteinen, das Fruchtfleisch aus der Schale lösen und quer in dünne Scheiben schneiden.

Das vegane Chili nochmals abschmecken und mit dem Reis in Schälchen anrichten. Mit Avocado, Limettenspalten und Sojajoghurt toppen. Mit Jalapeñoringen, Selleriegrün und Kräutern bestreuen und nach Belieben mit Fladenbrot servieren.

Pro Portion ca. 487 kcal
16 g F, 22 g EW, 59 g KH, 9 g BST
Zubereitungszeit ca. 1 Stunde
(+ 2 Stunden ruhen)

FENCHELSALAT
MIT MOZZARELLA UND ORANGE

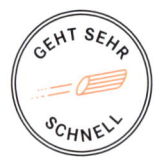

FÜR 2 PERSONEN

70 g gehobelte Mandeln

1 Fenchelknolle

2 kleine Orangen

1 EL Weißweinessig

½ TL mittelscharfer Senf

Salz

Pfeffer aus der Mühle

1½ EL Olivenöl

1 Handvoll bunter Pflücksalat

1 Mozzarellakugel (125 g)

ZUBEREITUNG:

Mandeln goldbraun rösten. Fenchel putzen, waschen, halbieren, harten Strunk herausschneiden und Hälften in hauchdünne Streifen schneiden oder hobeln.

Orangen schälen und die Filets herauslösen. Die Schalenreste und Fruchthäute auspressen. Saft mit Essig, Senf, Salz und Pfeffer verrühren, Öl unterquirlen. Salat verlesen, waschen und trocken schütteln. Käse in dünne Scheiben schneiden. Auf Tellern auslegen.

Fenchel und Orangen mit Vinaigrette mischen und 10 Minuten ziehen lassen. Auf den Mozzarella setzen, mit Salat toppen und mit Mandeln bestreuen.

Pro Portion ca. 403 kcal
30 g F, 15 g EW, 14 g KH, 6 g BST
Zubereitungszeit ca. 20 Minuten

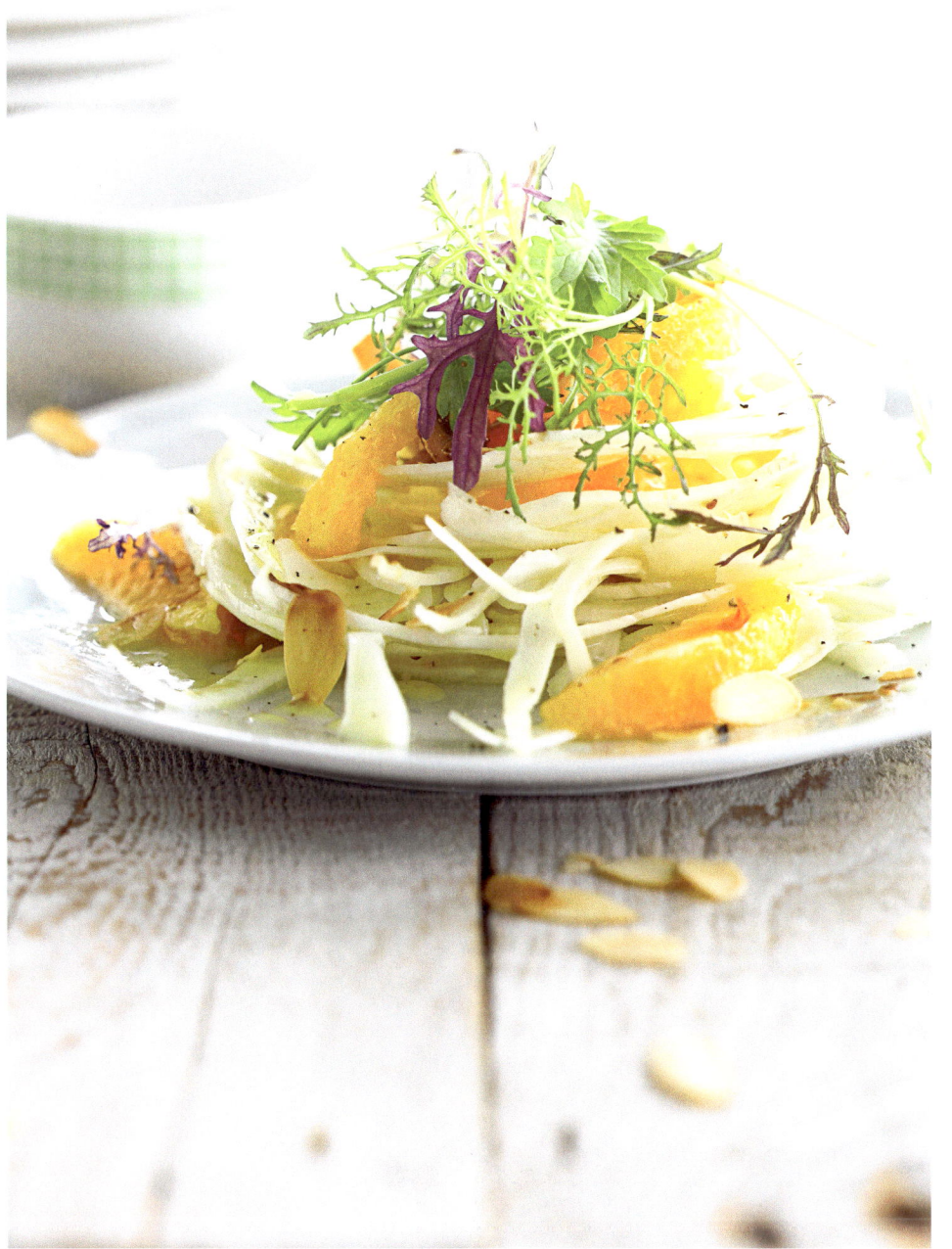

SCHMECKT ALLEN

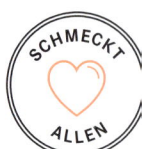

OFENMÖHREN AUF PESTO MIT PUMPERNICKELBRÖSELN

FÜR 2 PERSONEN

750 g bunte Bundmöhren (mit Grün)

1 TL Rapsöl

2 EL Zitronensaft

½ TL Kurkumapulver

Salz • Pfeffer aus der Mühle

50 g Pumpernickel

20 g Haselnusskerne

15 g Petersilie

1 Knoblauchzehe

2 EL Olivenöl

2 EL geriebener Parmesan

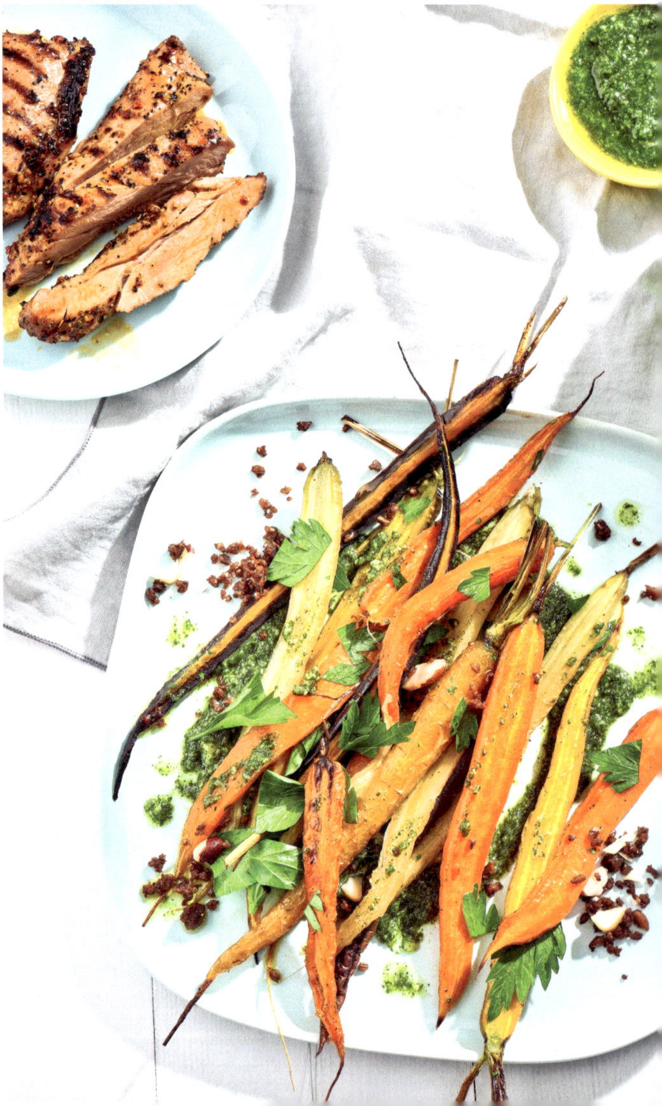

ZUBEREITUNG:

Den Backofen auf 200 °C vorheizen. Möhren putzen, schälen und längs halbieren. Etwa 1 Handvoll Grün für das Pesto waschen und trocken schütteln.

Möhren mit Öl, 1 EL Zitronensaft, Kurkuma, etwas Salz und Pfeffer mischen. Auf einem mit Backpapier belegten Backblech verteilen. Im Ofen auf der mittleren Schiene etwa 25 Minuten goldbraun backen, anschließend lauwarm abkühlen lassen.

Pumpernickel fein zerbröseln und knusprig rösten. Abkühlen lassen. Einige Nüsse zum Garnieren klein hacken.

Die Petersilie waschen, trocken schütteln und die Blätter abzupfen. Einige Blätter ebenfalls zum Garnieren grob hacken, den Rest mit übrigen Nüssen, Möhrengrün, geschältem Knoblauch, Olivenöl und Parmesan zu einem feinen Pesto pürieren. Dabei nach Bedarf etwas kaltes Wasser ergänzen. Mit übrigem Zitronensaft und Salz abschmecken.

Etwas Pesto auf einer großen Platte oder Tellern verteilen und darauf die Möhren anrichten. Mit den Bröseln, Haselnüssen und Petersilie bestreuen und das übrige Pesto in Schälchen dazu servieren.

Pro Portion ca. 473 kcal
28 g F, 9 g EW, 38 g KH, 15 g BST
Zubereitungszeit ca. 1 Stunde

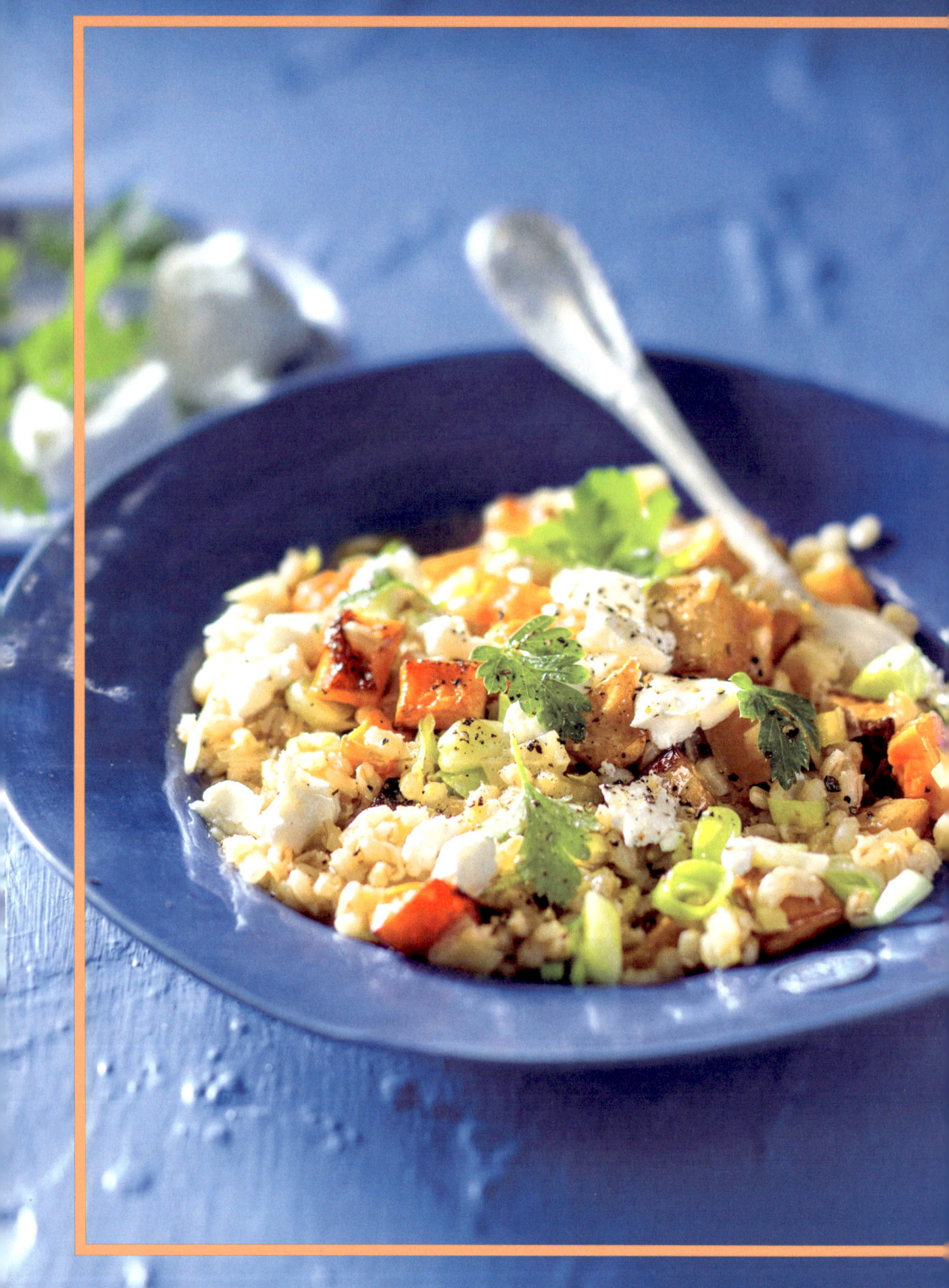

HAUPT-GERICHTE

BUNTES OFENGEMÜSE MIT FETA

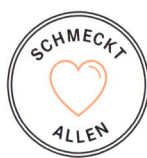

FÜR 2 PERSONEN

500 g Kürbisfruchtfleisch
(z. B. Butternut oder Muskat)

2 kleine Möhren

1 rote Zwiebel

200 g Süßkartoffeln

1 Stange Staudensellerie

1 Frühlingszwiebel

½ Chilischote

1 EL Olivenöl

Salz · Pfeffer aus der Mühle

1 TL Paprikapulver

75 ml Gemüsebrühe

100 g Feta (fettreduziert)

1 EL gehacktes Koriandergrün

1 EL Zitronensaft

ZUBEREITUNG:

Den Backofen auf 200 °C Umluft vorheizen. Kürbis, Möhren, Zwiebel und Süßkartoffeln schälen. Kürbis in Stücke schneiden, Möhren in Scheiben, Zwiebel und Süßkartoffeln in Spalten. Sellerie und Frühlingszwiebel putzen, waschen und in Scheiben bzw. Ringe schneiden. Chili entkernen, waschen und in feine Würfel schneiden.

Alles in eine Auflaufform füllen und mit dem Olivenöl, Salz, Pfeffer und 1 Msp. Paprikapulver würzen. Locker vermengen, die Brühe angießen und zugedeckt im Ofen auf der mittleren Schiene etwa 45 Minuten backen. Das Gemüse dabei gelegentlich wenden und nach etwa 20 Minuten den Deckel oder die Folie abnehmen und alles leicht bräunen lassen.

Den Feta in kleine Würfel schneiden und mit dem Koriander unter das Ofengemüse mischen. Mit Zitronensaft und Paprika abschmecken und servieren.

Pro Portion ca. 430 kcal
16 g F, 19 g EW, 45 g KH, 13 g BST
Zubereitungszeit ca. 30 Minuten (+ 45 Minuten backen)

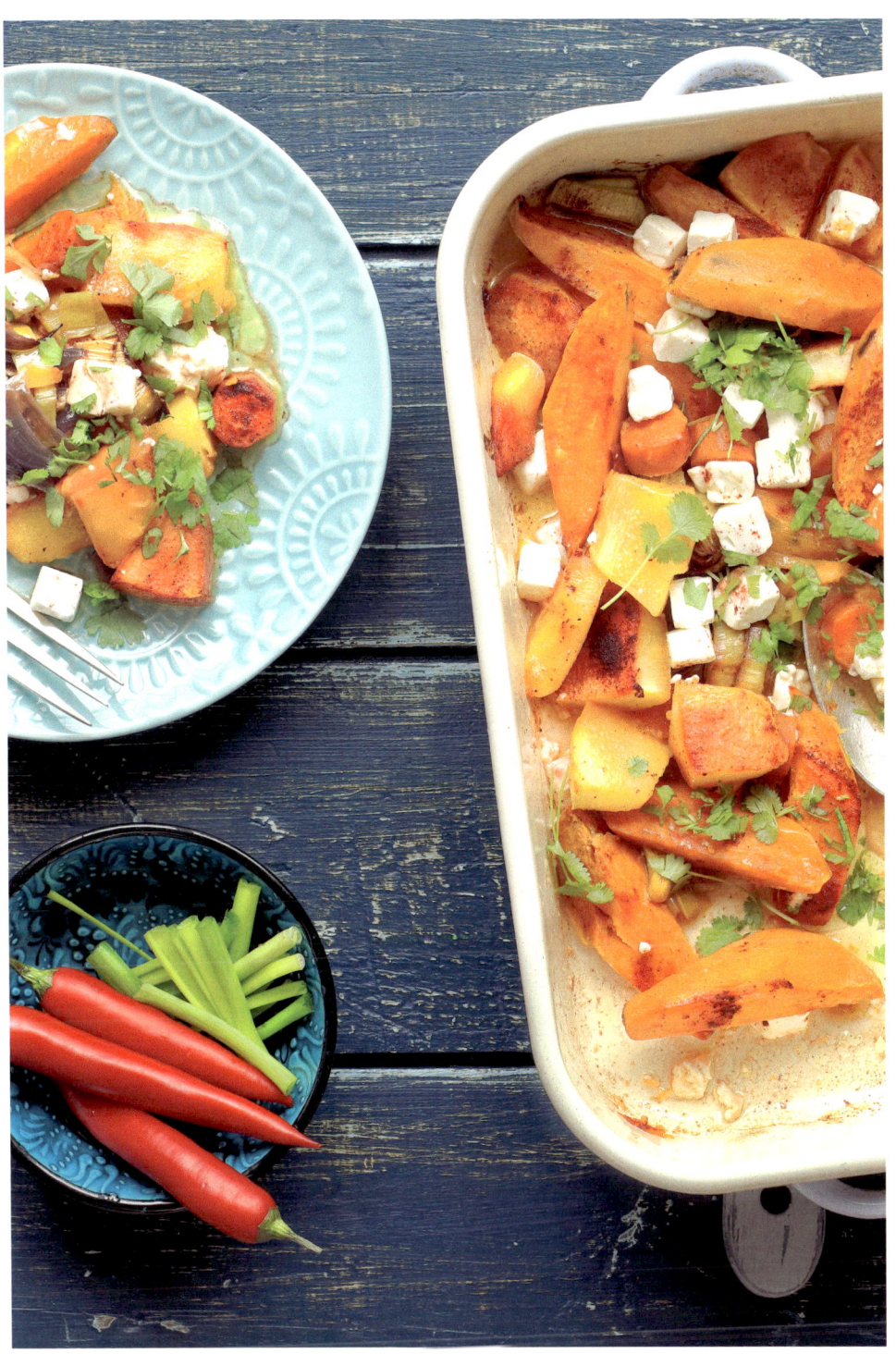

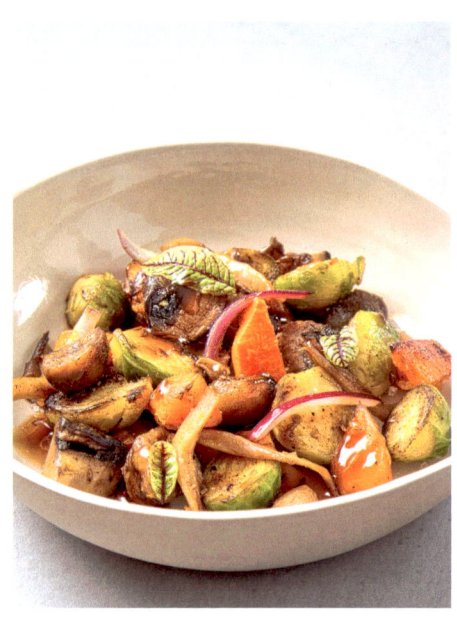

FÜR 2 PERSONEN

350 g Hokkaidokürbisfruchtfleisch

200 g Rosenkohl

75 g Champignons

75 g Pfifferlinge

½ rote Zwiebel

1 Knoblauchzehe

100 g Maronen (gegart)

1 EL Olivenöl

Salz · Pfeffer aus der Mühle

125 ml Gemüsebrühe

1 EL Sojasauce

HERBSTLICHER SCHMORTOPF

ZUBEREITUNG:

Backofen auf 200 °C vorheizen. Kürbis in kleine Würfel schneiden. Rosenkohl putzen, waschen und halbieren. Pilze putzen, Champignons vierteln. Zwiebel und Knoblauch schälen, Zwiebel in schmale Spalten, Knoblauch in feine Würfel schneiden. Maronen grob hacken, mit Gemüse und Pilzen in einen Schmortopf füllen. Olivenöl untermischen und mit Salz und Pfeffer würzen. Alles zugedeckt im Ofen 20 Minuten schmoren. Dann Brühe und Sojasauce angießen und offen weitere 20 bis 25 Minuten fertig garen.

Pro Portion ca. 351 kcal
15 g F, 12 g EW, 34 g KH, 15 g BST
Zubereitungszeit ca. 20 Minuten
(+ 45 Minuten schmoren)

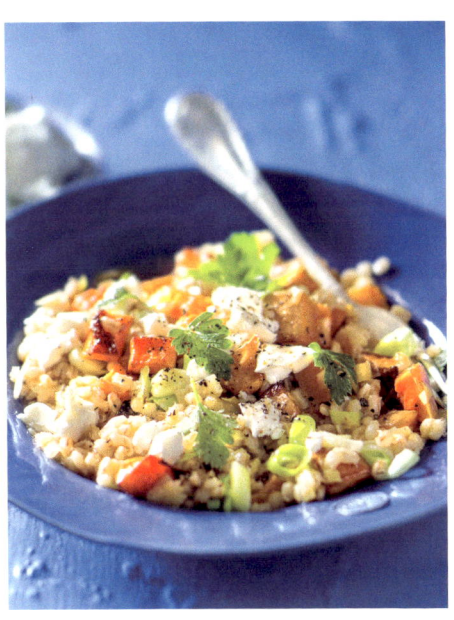

FÜR 2 PERSONEN

250 g Hokkaidokürbisfruchtfleisch

1 Stange Lauch

1 TL Rapsöl

100 g Graupen

300 ml Gemüsebrühe

Salz · Pfeffer aus der Mühle

75 g Ziegenfrischkäse

15 g gehackte Walnüsse

1 EL Zitronensaft

1 EL gehackte Petersilie

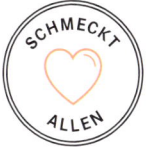

LAUCH-GRAUPEN-RISOTTO

ZUBEREITUNG:

Kürbis in kleine Würfel schneiden. Lauch putzen, waschen und in Ringe schneiden. Kürbis in einem Topf im Öl goldbraun anbraten. Graupen kurz mitbraten, Brühe angießen. Mit Salz und Pfeffer würzen und unter gelegentlichem Rühren etwa 30 Minuten fertig garen. Ggf. Wasser ergänzen, die Graupen sollten am Ende die Flüssigkeit fast vollständig aufgenommen haben. Lauch während der letzten 10 Minuten untermischen. Die Hälfte des Käses mit Nüssen unter den Risotto mischen. Mit Zitronensaft, Salz und Pfeffer würzen. Übrigen Käse darüberbröckeln, mit Petersilie und Pfeffer bestreuen.

Pro Portion ca. 455 kcal
21 g Fett, 17 g EW, 45 g KH, 7 g BST
Zubereitungszeit ca. 45 Minuten

TANDOORI-HÄHNCHEN-WRAPS

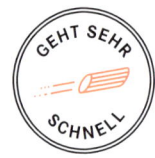

GEHT SEHR SCHNELL

FÜR 2 PERSONEN

200 g Hähnchenbrustfilets

½ grüne Chilischote

1 Knoblauchzehe

10 g Ingwer

125 g Naturjoghurt (1,5 %)

Salz

Pfeffer aus der Mühle

½ TL Currypulver

½ rote Zwiebel

½ rote Paprikaschote

2 Vollkorn-Tortillafladen

1 EL gehacktes Koriandergrün

ZUBEREITUNG:

Den Backofen auf 180 °C vorheizen. Ein Backblech mit Backpapier auslegen. Hähnchenfleisch waschen, trocken tupfen und in mundgerechte Stücke schneiden.

Die Chilischote entkernen, waschen und klein schneiden. Knoblauch und Ingwer schälen. Alles mit dem Joghurt pürieren und mit Salz und Pfeffer würzen.

Die Hälfte der Joghurtcreme abnehmen und mit Curry verrühren. Hähnchen untermischen und auf dem Blech verteilen. Im Ofen auf der mittleren Schiene etwa 25 Minuten goldbraun backen.

Die Zwiebel schälen und in feine Streifen schneiden. Die Paprika entkernen, waschen und ebenfalls in feine Streifen schneiden. Beides mit der übrigen Joghurtcreme mischen und abschmecken.

Tortillafladen mit Hähnchen und Gemüse belegen und mit Koriander bestreuen. Aufrollen und servieren.

Pro Portion ca. 278 kcal
4 g F, 30 g EW, 27 g KH, 5 g BST
Zubereitungszeit ca. 15 Minuten
(+ 25 Minuten backen)

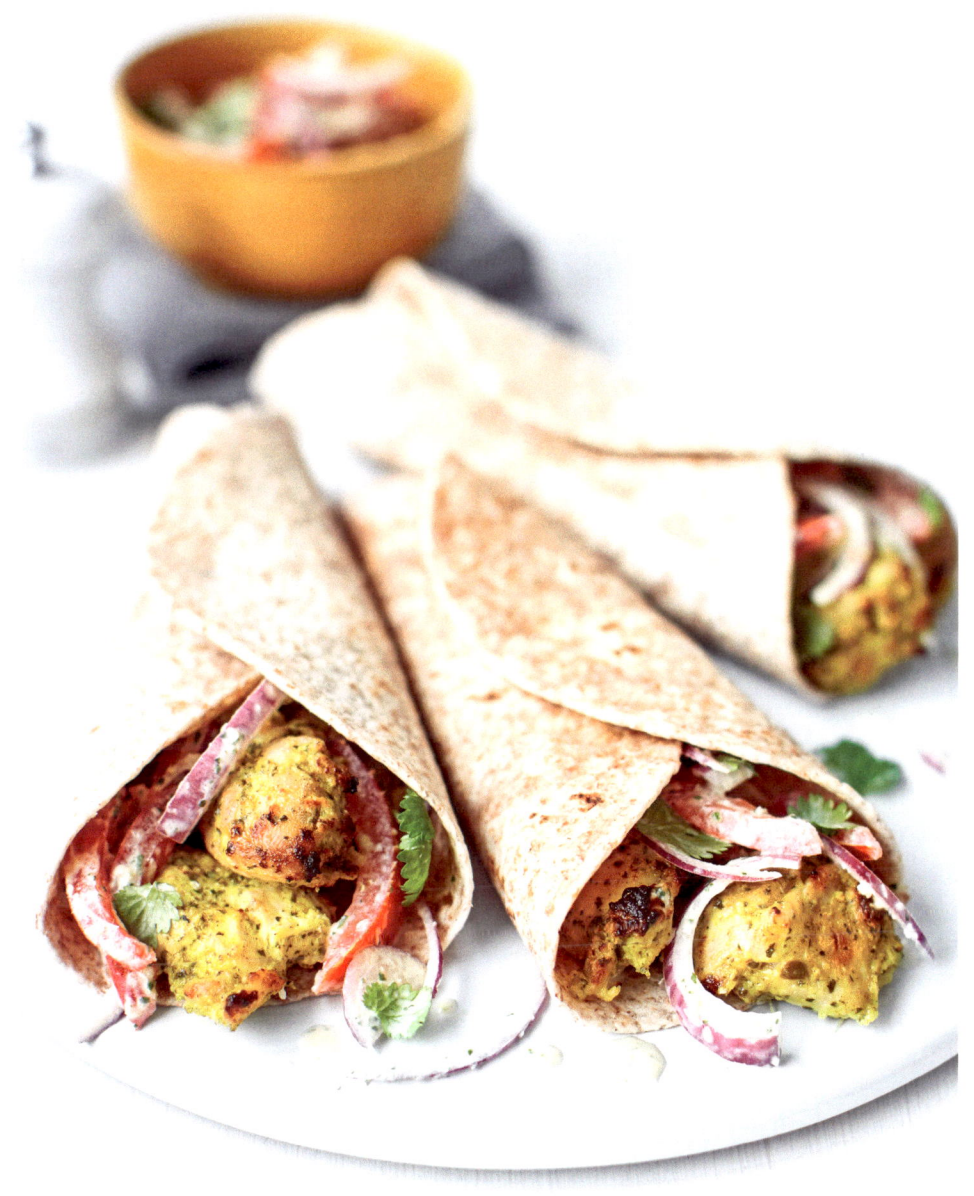

PUTENRAGOUT
MIT FRÜHLINGSGEMÜSE

___

FÜR 2 PERSONEN

125 g neue Kartoffeln

125 g Baby-Möhren

1 Zucchini

300 g Putenbrust

½ EL Rapsöl

Salz

Pfeffer aus der Mühle

200 ml Gemüsebrühe

1 Frühlingszwiebel

1–2 Zweige Thymian

100 g Erbsen (TK)

50 g Frischkäse fettreduziert

1 TL körniger Senf

1 EL Zitronensaft

ZUBEREITUNG:

Kartoffeln und Möhren schälen. Kartoffeln in kleine Würfel, Möhren schräg in Stücke schneiden. Zucchini putzen, waschen, längs vierteln und klein schneiden.

Fleisch waschen, trocken tupfen und in mundgerechte Würfel schneiden. In einer Pfanne im Öl goldbraun anbraten. Mit Salz und Pfeffer würzen, wieder herausnehmen. Gemüse in der Pfanne kurz andünsten und Brühe angießen. Mit Salz und Pfeffer würzen und zugedeckt bei schwacher Hitze etwa 10 Minuten garen.

Frühlingszwiebel putzen, waschen, längs halbieren und klein schneiden. 1 EL davon beiseitelegen. Thymian waschen, trocken schütteln und die Blätter abzupfen. Erbsen mit Fleisch, Frühlingszwiebel und Thymian unter das Gemüse mischen und alles offen etwa 5 Minuten gar ziehen lassen.

Frischkäse und Senf untermischen und das Ragout mit Zitronensaft abschmecken. Mit übrigen Frühlingszwiebelstücken garnieren. Dazu passt Vollkornreis.

Pro Portion ca. 390 kcal
10 g F, 46 g EW, 24 g KH, 7 g BST
Zubereitungszeit ca. 40 Minuten

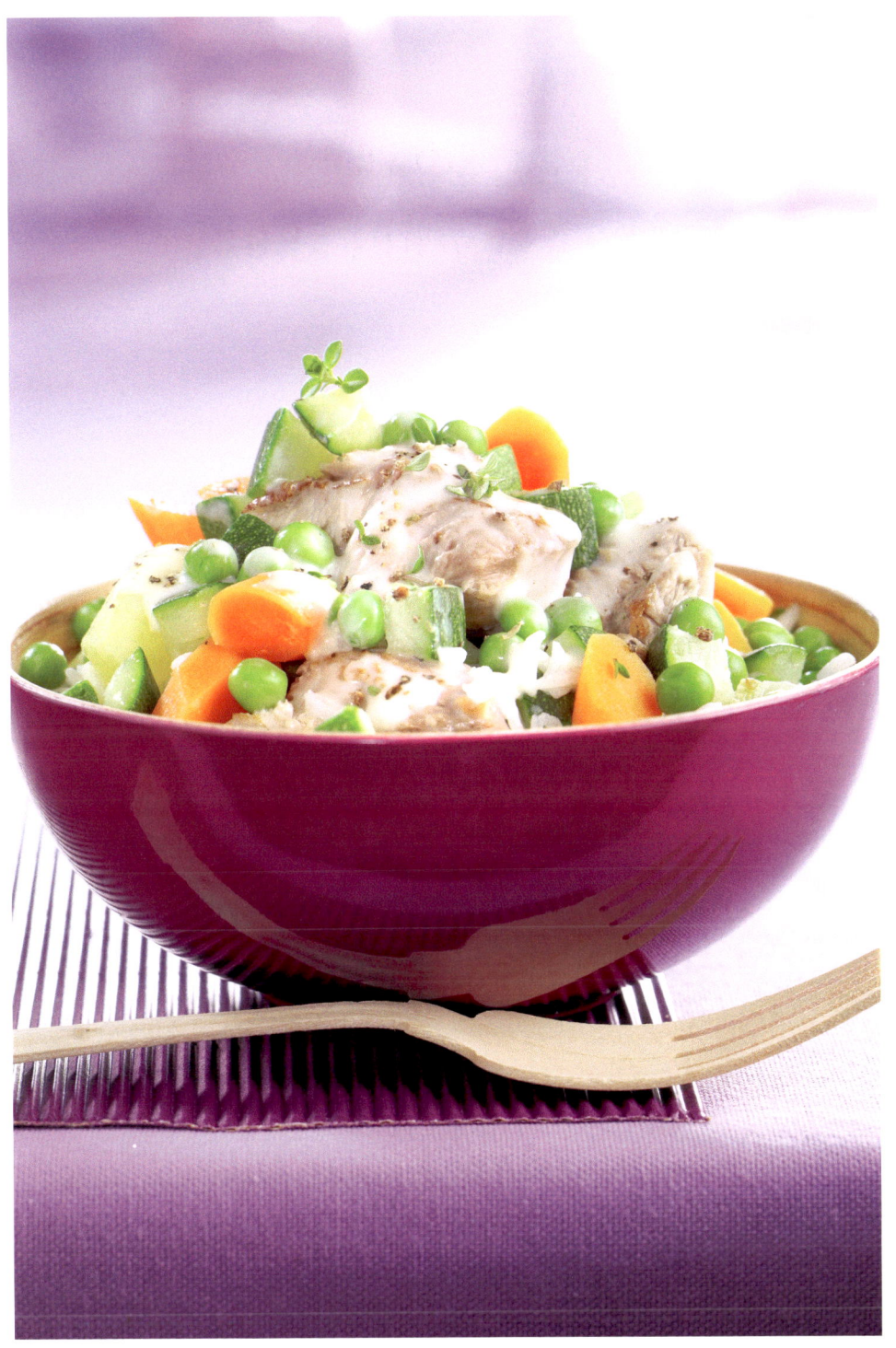

WILDREISSALAT MIT HÄHNCHEN UND SOMMERGEMÜSE

FÜR 2 PERSONEN

100 g Wildreismischung

100 ml Hühnerbrühe

200 g Hähnchenbrustfilet

125 g Kirschtomaten (gelb und rot)

1 Möhre

100 g Zuckerschoten

½ rote Chilischote

10 g Schnittlauch

1 Frühlingszwiebel

½ TL Dijonsenf

½ EL Aceto balsamico

1 EL Apfelessig

1½ EL Olivenöl

1 Msp. Kurkumapulver

Salz · Pfeffer aus der Mühle

ZUBEREITUNG:

Den Reis in etwa 200 ml leicht gesalzenem Wasser nach Packungsanweisung garen. In ein Sieb abgießen, abbrausen und abtropfen lassen.

Brühe in einem Topf aufkochen. Hähnchen waschen, in die Brühe legen und mit Deckel bei schwacher Hitze etwa 10 Minuten garen. Offen abkühlen lassen.

Tomaten, Möhre, Zuckerschoten, Chili, Schnittlauch und Frühlingszwiebel putzen, waschen bzw. schälen. Tomaten in Spalten schneiden, Möhre stifteln, Chilischote fein hacken, den Schnittlauch in feine Röllchen und die Frühlingszwiebel in Ringe schneiden. Die Zuckerschoten in Salzwasser kurz blanchieren, abschrecken und abtropfen lassen.

Das Hähnchen aus der Brühe nehmen und in Stücke schneiden. Etwa 50 ml Brühe mit Senf, beiden Essigsorten, Öl, Kurkuma, Salz und Pfeffer verrühren und alle vorbereiteten Salatzutaten untermischen. Salat abschmecken und servieren.

Pro Portion ca. 470 kcal
14 g, F 32 g EW, 50 g KH, 7 g BST
Zubereitungszeit ca. 40 Minuten

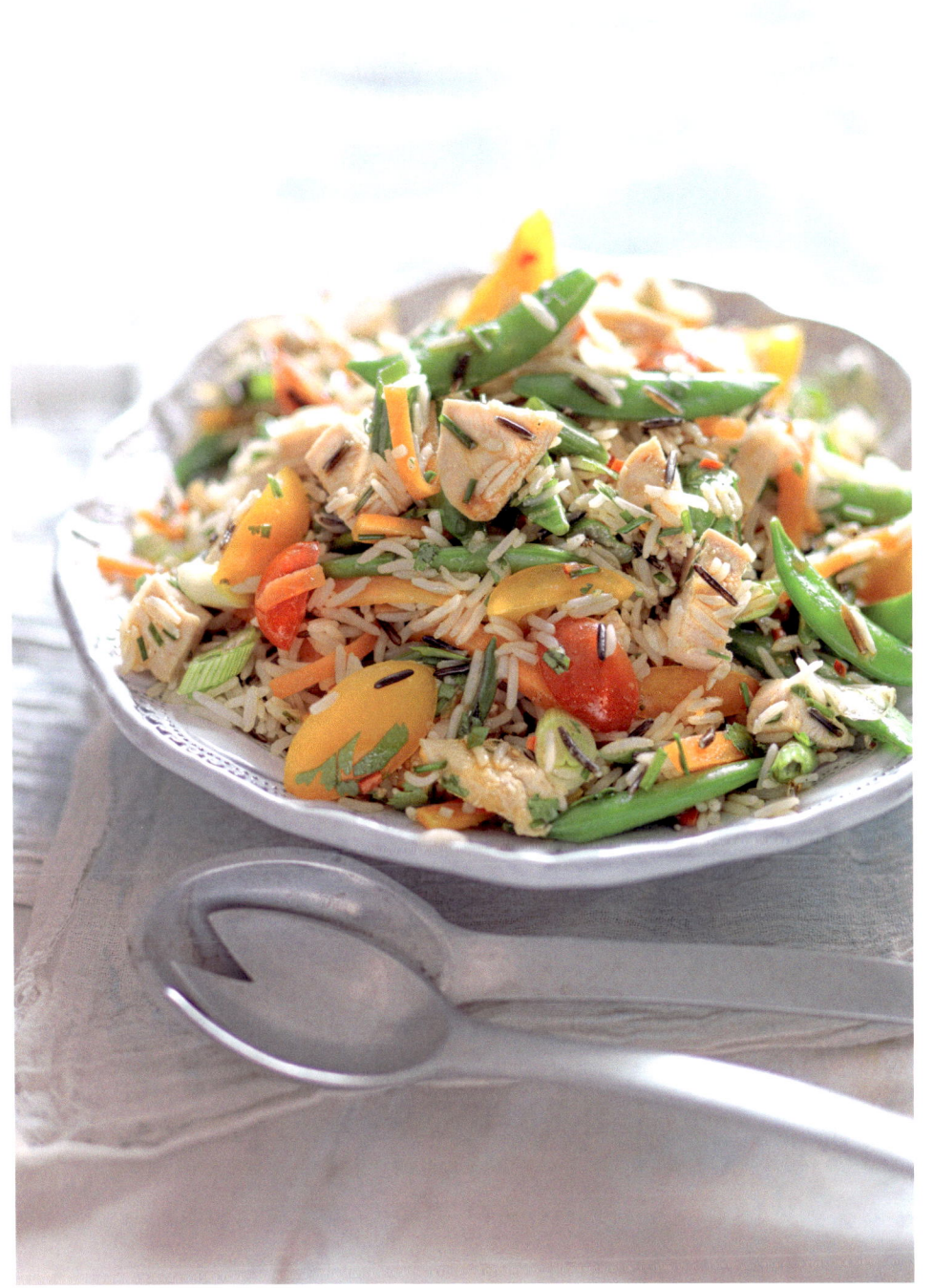

KÜRBISGRATIN

FÜR 2 PERSONEN

Öl für die Form

600 g Muskatkürbis

Salz

1 kleine Zwiebel

1 Knoblauchzehe

10 g Ingwer

½ EL Olivenöl

3 Zweige Thymian

100 g Feta (fettreduziert)

250 g körniger Frischkäse

abgeriebene Schale und Saft
von ½ Bio-Orange

Pfeffer aus der Mühle

1 EL Pinienkerne

ZUBEREITUNG:

Den Backofen auf 180 °C vorheizen. Eine Auflaufform mit Öl auspinseln. Kürbis entkernen, schälen, zuerst in Spalten, dann in 6 bis 8 mm dünne Scheiben schneiden. In Salzwasser etwa 5 Minuten vorgaren, abschrecken und trocken tupfen.

Zwiebel, Knoblauch und Ingwer schälen und alles in feine Würfel schneiden. In einer Pfanne im Öl weich dünsten. Abkühlen lassen. Den Thymian waschen, trocken schütteln, ein wenig zum Garnieren beiseitelegen, vom Rest die Blätter abzupfen.

Feta fein zerbröseln und mit Frischkäse, Orangenschale und -saft sowie Thymian mischen. Mit Salz und Pfeffer würzen.

Form mit einer Schicht Kürbis auslegen. Darauf etwas Käsemix verteilen und wieder mit Kürbis belegen. Auf diese Weise alle Zutaten einschichten, mit Käse abschließen. Mit Pinienkernen bestreuen. Im Ofen etwa 25 Minuten goldbraun backen. Mit Thymian garnieren.

Pro Portion ca. 385 kcal
18 g F, 34 g EW, 18 g KH, 6 g BST
Zubereitungszeit ca. 35 Minuten
(+ 25 Minuten backen)

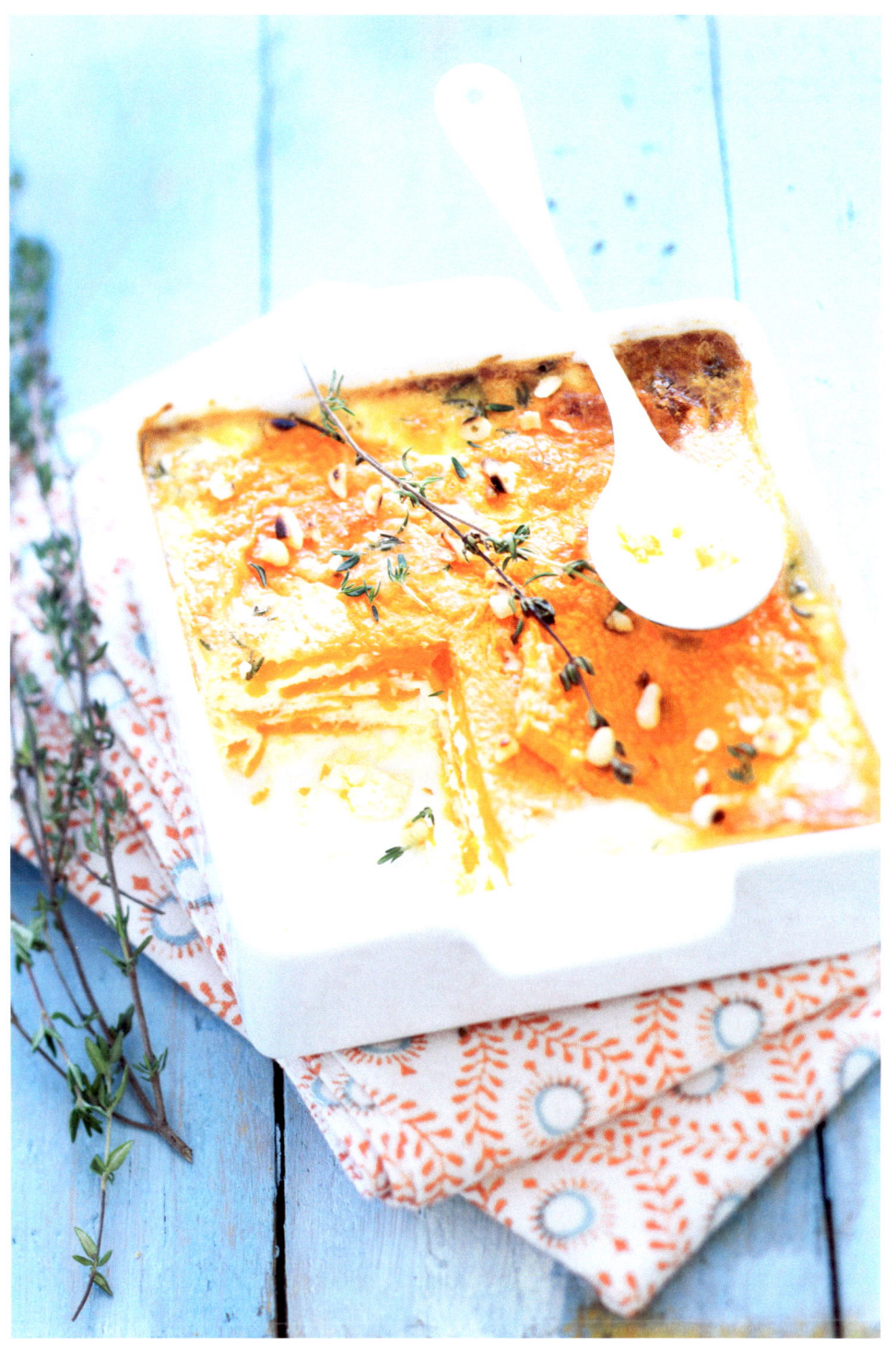

GEHT SEHR SCHNELL

LINSENNUDELN MIT TOMATENPESTO UND PILZEN

FÜR 2 PERSONEN

40 g getrocknete Tomaten (in Öl)

1½ EL Olivenöl

1 EL geröstete Pinienkerne

2 Zweige Thymian

½ EL Zitronensaft

Salz

Pfeffer aus der Mühle

3 Paprikaschoten (rot, gelb und grün)

100 g Champignons

1 kleine Zwiebel

140 g Linsennudeln (z. B. Fusilli)

1 Ei (hart gekocht)

1 EL gehackte Petersilie

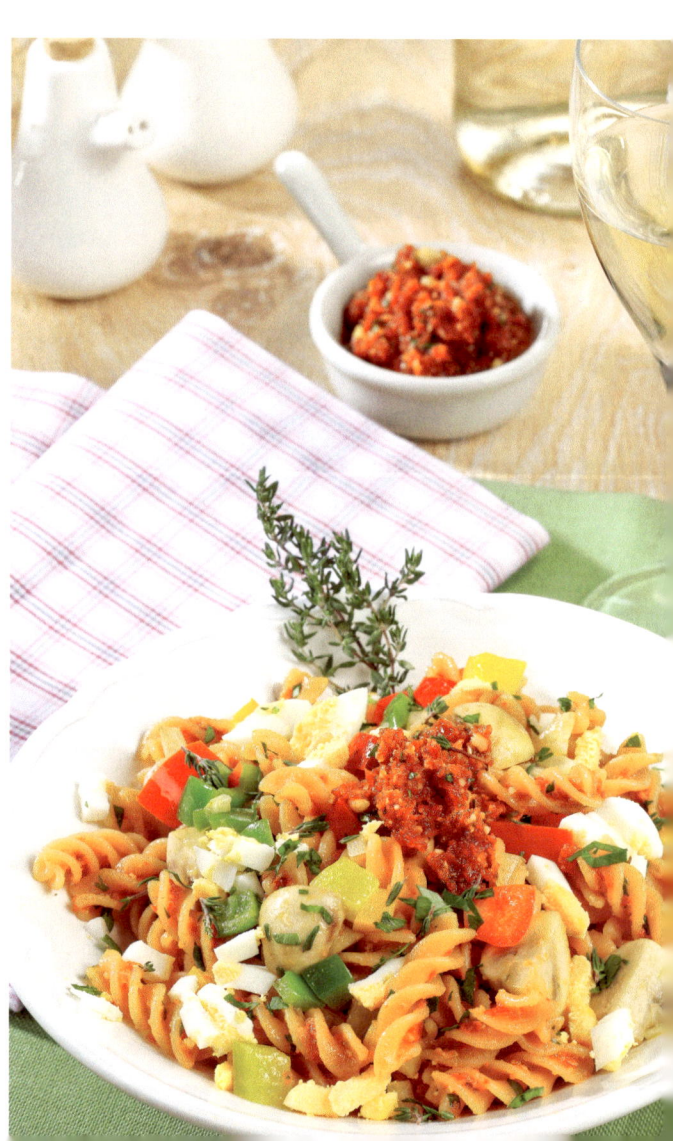

ZUBEREITUNG:

Für das Pesto die Tomaten abtropfen lassen, mit 1 EL Olivenöl und Pinienkernen im Mixer oder Blitzhacker nicht zu fein zerkleinern. Nach Bedarf etwas kaltes Wasser ergänzen.

Den Thymian waschen und trocken schütteln, von 1 Zweig die Blätter abzupfen, fein hacken und mit dem Zitronensaft unter das Pesto mischen. Mit Salz und Pfeffer abschmecken.

Die Paprikaschoten längs halbieren, entkernen, waschen und in kleine Stücke schneiden. Pilze putzen und vierteln. Zwiebel schälen und in feine Würfel schneiden. Linsennudeln in kochendem Salzwasser nach Packungsanweisung bissfest garen. Das Ei hart kochen.

In einer Pfanne im restlichen Öl Paprika, Champignons und Zwiebel etwa 5 Minuten andünsten. Etwas Nudelkochwasser angießen und einige Minuten gar dünsten. Nudeln abgießen, abtropfen lassen und untermischen. Die Hälfte vom Pesto untermischen und die Nudeln abschmecken. Auf Tellern anrichten.

Das Ei pellen und in kleine Würfel schneiden. Mit der Petersilie über die Nudeln streuen. Mit übrigem Thymian und einem Klecks Pesto garnieren und das restliche Pesto dazu reichen.

Pro Portion ca. 544 kcal
22 g F, 16 g EW, 67 g KH, 5 g BST
Zubereitungszeit ca. 30 Minuten

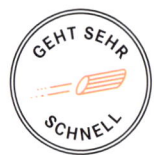

DINKELNUDELN
MIT ERBSEN UND RICOTTA

FÜR 2 PERSONEN

50 g Erbsenschoten

200 g Dinkelnudeln
(z. B. Fusilli)

Salz

50 g Erbsen (TK)

100 g Kichererbsen (Glas)

1 Stiel Minze

1 kleine Schalotte

1 Knoblauchzehe

½ EL Olivenöl

Zesten und Saft von
½ Bio-Zitrone

Pfeffer aus der Mühle

100 g stichfester Ricotta

ZUBEREITUNG:

Die Erbsenschoten putzen und waschen. Die Nudeln in kochendem Salzwasser nach Packungsanweisung bissfest garen. Etwa 1 Minute vor Ende der Garzeit die Erbsenschoten dazugeben. Beides abgießen und gut abtropfen lassen.

Während die Nudeln garen, die Erbsen auftauen. Die Kichererbsen in ein Sieb abgießen, abbrausen und abtropfen lassen. Minze waschen und trocken schütteln, die Blätter abzupfen und die Hälfte davon hacken.

Schalotte und Knoblauch schälen und in sehr feine Würfel schneiden. In einer Pfanne im Öl andünsten. Zitronenzesten, Erbsen und Kichererbsen untermischen und unter Rühren erwärmen.

Nudeln und Erbsenschoten mit in die Pfanne geben und alles unter gelegentlichem Wenden einige Minuten heiß werden lassen. Mit Salz, Pfeffer, Zitronensaft und gehackter Minze würzen. Den Ricotta zerbröckeln und untermischen. Mit Minzblättern garnieren.

Pro Portion ca. 517 kcal
13 g F, 22 g EW, 76 g KH, 4 g BST
Zubereitungszeit ca. 30 Minuten

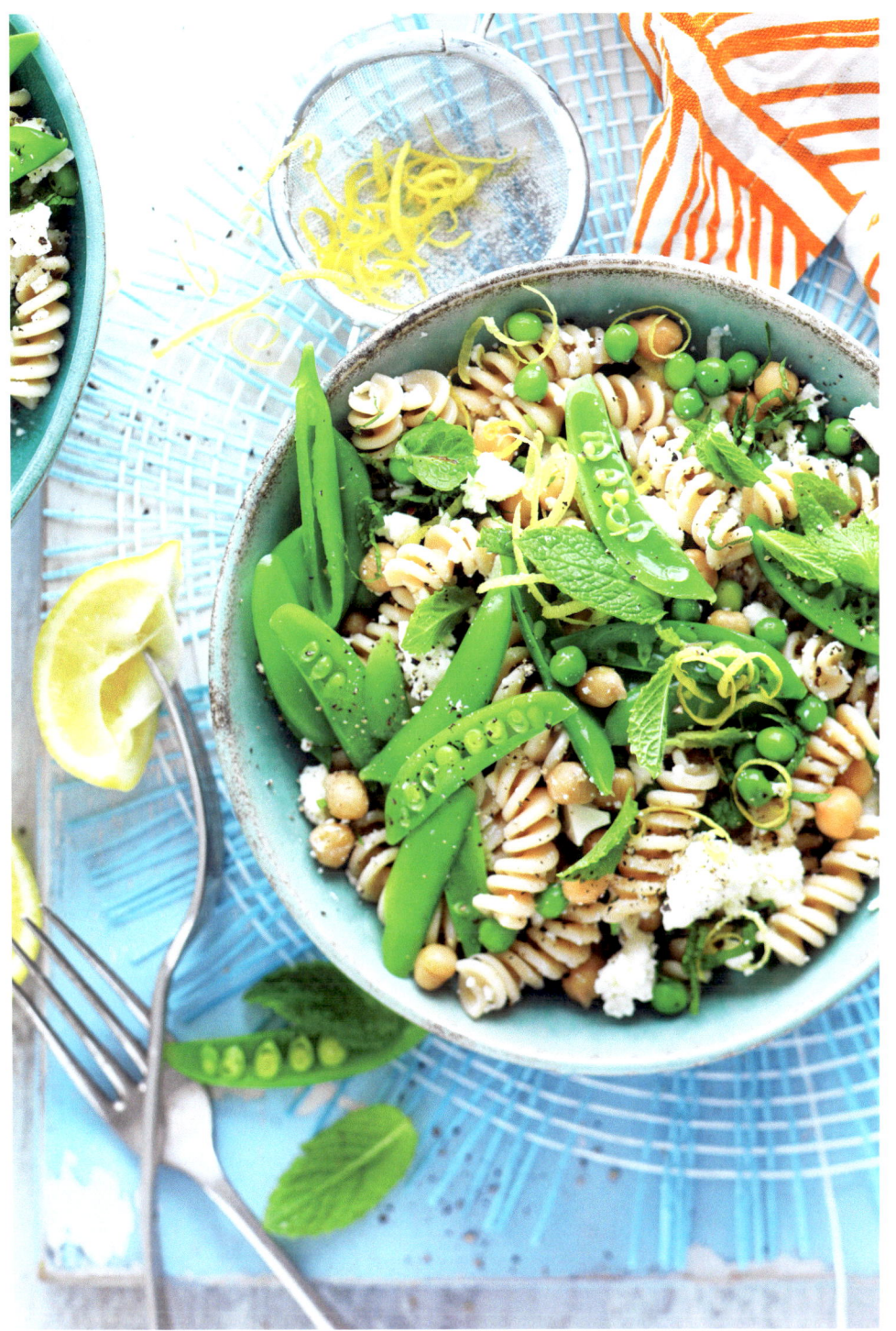

PUTENFRIKADELLEN
AUF RUCOLA-TOMATEN-SALAT

FÜR 2 PERSONEN

1 kleine Zwiebel

1½ EL Rapsöl

40 g getrocknete Aprikosen

250 g Putenhackfleisch

1 Ei (S), 50 g Magerquark

1 EL gemahlene Mandeln

Salz · Pfeffer aus der Mühle

1 Msp. Kreuzkümmelpulver

1 Frühlingszwiebel

75 g Kirschtomaten

75 g Rucola

1 EL Olivenöl

½ EL Balsamico

½ EL Apfelessig

1 EL Granatapfelkerne

1 EL blanchierte Mandeln

ZUBEREITUNG:

Die Zwiebel schälen und in feine Würfel schneiden. In einer Pfanne in ½ EL Rapsöl glasig dünsten, dann in einer Schüssel abkühlen lassen.

Die Aprikosen klein schneiden. Mit Hackfleisch, Ei, Quark, gemahlenen Mandeln, Salz, Pfeffer und Kreuzkümmel zur Zwiebel geben und alles gut verkneten. Aus der Masse etwa 6 kleine Frikadellen formen und in der Pfanne im restlichen Öl auf beiden Seiten jeweils 4 bis 5 Minuten goldbraun braten.

Für den Salat Frühlingszwiebel putzen, waschen und in feine Ringe schneiden. Tomaten waschen und vierteln. Rucola verlesen, waschen und trocken schleudern.

In einer Schüssel das Olivenöl mit dem Essig und Salz verrühren und die vorbereiteten Salatzutaten mit den Granatapfelkernen und Mandeln untermischen. Den Salat abschmecken und mit den Frikadellen auf Tellern anrichten.

Pro Portion ca. 486 kcal
26 g F, 41 g EW, 17 g KH, 7 g BST
Zubereitungszeit ca. 40 Minuten

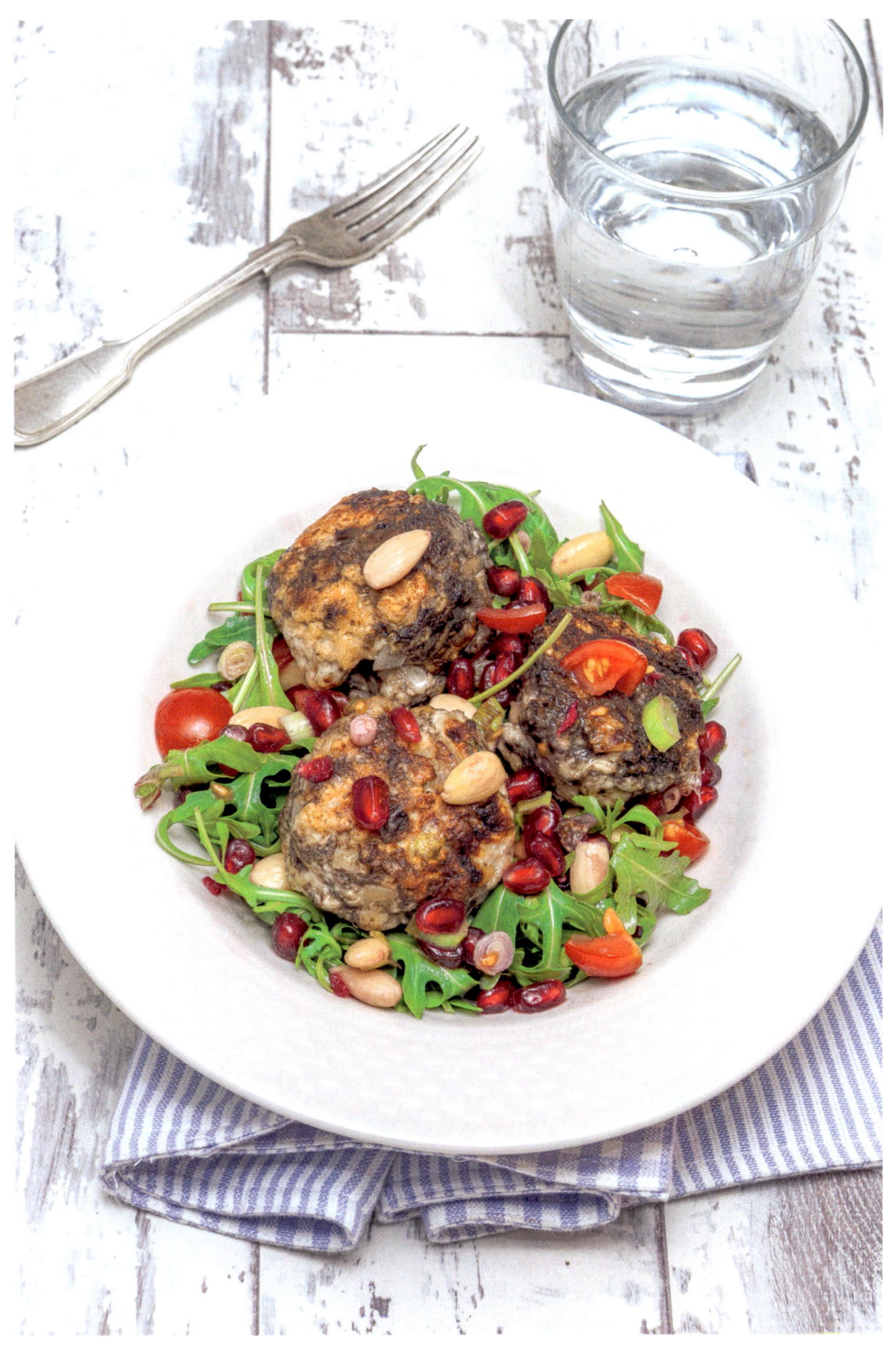

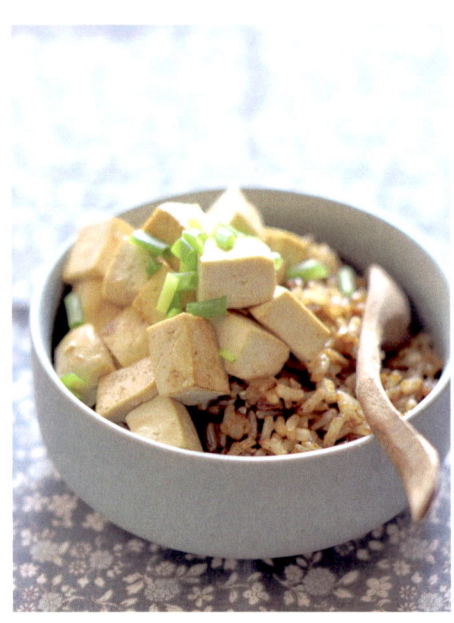

FÜR 2 PERSONEN

125 g Vollkornreis

Salz

125 g Räuchertofu

1 Frühlingszwiebel

75 g Champignons

1 EL Rapsöl

1 TL rote Currypaste

1 TL Cashewmus

1½ EL Sojasauce

1 TL Zitronensaft

GEBRATENER VOLLKORNREIS
MIT TOFU

ZUBEREITUNG:

Den Reis nach Packungsanweisung in Salzwasser gar kochen. Tofu in mundgerechte Würfel schneiden. Frühlingszwiebel waschen und in Ringe schneiden. Ein wenig vom Grün zum Garnieren abnehmen. Pilze putzen und in Scheiben schneiden. Beides in ½ EL Öl leicht goldbraun braten.

Den Reis abschrecken, gut abtropfen lassen und mit Currypaste und Cashewmus unter das Gemüse mischen. Mit Sojasauce und Zitronensaft abschmecken. Tofu in einer weiteren Pfanne im übrigen Öl goldbraun braten. Mit dem Reis anrichten und mit Frühlingszwiebelgrün bestreuen.

Pro Portion ca. 414 kcal
15 g F, 17 g EW, 52 g KH, 2 g BST
Zubereitungszeit ca. 1 Stunde

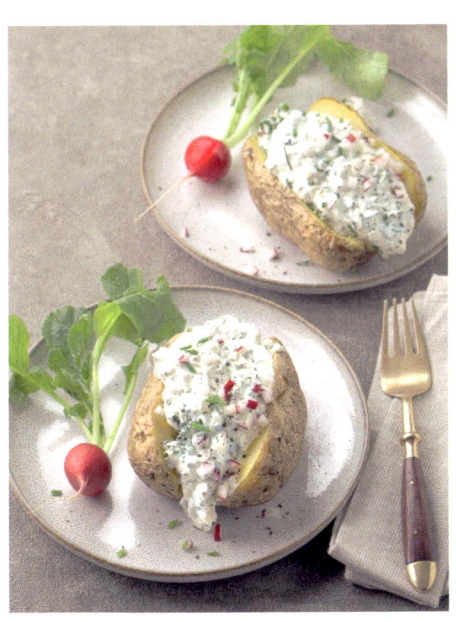

FÜR 2 PERSONEN

2 mehligkochende Kartoffeln
(ca. 400 g)

½ Bund Radieschen (mit Grün)

125 g Magerquark

75 g Naturjoghurt (1,5 %)

2 TL Leinöl

Salz

Pfeffer aus der Mühle

2 EL Schnittlauchröllchen

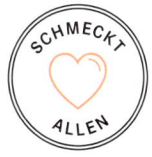

OFENKARTOFFELN MIT SOMMERQUARK

ZUBEREITUNG:

Backofen auf 200 °C Umluft vorheizen. Kartoffeln waschen, ringsum mehrfach mit einer Gabel einstechen, einzeln in Alufolie wickeln und im Ofen etwa 50 Minuten backen. Radieschen putzen, waschen und zwei Stück beiseitelegen, Rest fein würfeln. Vom übrigen Grün etwas fein hacken. Quark mit Joghurt, Leinöl, Salz und Pfeffer verrühren. Gehacktes Radieschengrün und Schnittlauch hinzufügen. Radieschen untermischen, Quark abschmecken. Die Kartoffeln der Länge nach einschneiden, aufklappen, auf Teller setzen und mit Quark füllen. Mit beiseitegelegten Radieschen garnieren.

Pro Portion ca. 254 kcalJ
4 g F, 13,5 g EW, 37 g KH, 4 g BST
Zubereitungszeit ca. 20 Min. (+ 50 Min. backen)

GEFÜLLTE PAPRIKA
MIT QUINOA UND FETA

FÜR 2 PERSONEN

250 ml Gemüsebrühe

125 g Quinoa

1 EL Olivenöl

Öl für die Form

1 kleine Schalotte

4 Stiele Petersilie

1 Frühlingszwiebel

2½ rote Spitzpaprikaschoten

Salz

Pfeffer aus der Mühle

1 TL abgeriebene Bio-Zitronen-
schale

75 g Feta (fettreduziert)

2 TL Chilisauce (nach Belieben)

1 EL Schnittlauchröllchen

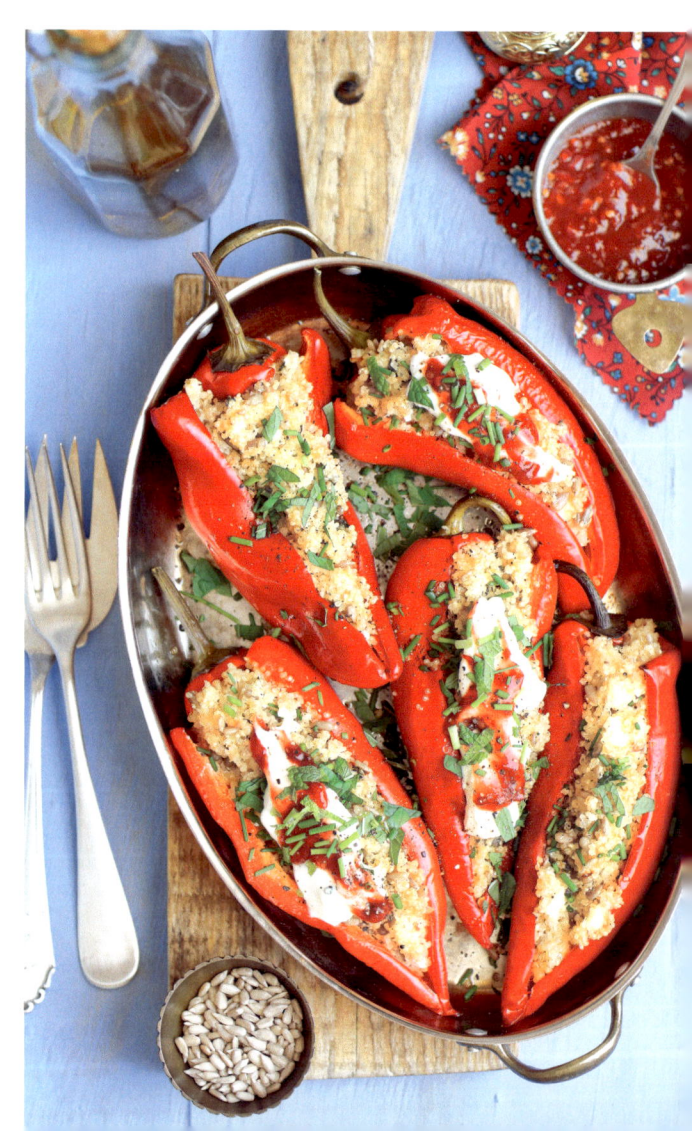

ZUBEREITUNG:

Die Brühe in einem Topf aufkochen. Quinoa in einem Sieb abbrausen, abtropfen lassen und zugedeckt in der Brühe bei schwacher Hitze etwa 15 Minuten garen. Eventuell noch vorhandene Kochflüssigkeit abgießen und die Quinoa abkühlen lassen.

Den Backofen auf 220 °C vorheizen. Eine Auflaufform einfetten.

Die Schalotte schälen und in feine Würfel schneiden. Die Petersilie waschen und trocken schütteln, die Blätter abzupfen und je zur Hälfte grob und sehr fein hacken.

Die Frühlingszwiebel putzen, waschen und in feine Ringe schneiden. Die Paprikaschoten längs aufschneiden, dabei aber den Stiel daran lassen, entkernen, waschen und trocken tupfen.

In einer Pfanne ½ EL Olivenöl erhitzen und die Schalotte darin glasig dünsten, dann beiseitestellen.

Die Quinoa lockern, mit Frühlingszwiebel, der fein gehackten Petersilie, Salz, Pfeffer, Zitronenschale und der Schalotte mischen. Die Mischung mit Salz und Pfeffer würzen und in die Paprikaschoten füllen.

Den Feta in Scheiben schneiden und die Quinoafüllung damit belegen. Die gefüllten Paprika mit dem übrigen Olivenöl beträufeln und im Ofen auf der mittleren Schiene 15 bis 20 Minuten backen.

Herausnehmen, mit Pfeffer bestreuen, nach Belieben mit je 1 TL Chilisauce beträufeln, mit der grob gehackten Petersilie und dem Schnittlauch bestreuen und servieren.

Pro Portion ca. 485 kcal
22 g F, 20 g EW, 47 g KH, 9 g BST
Zubereitungszeit ca. 25 Minuten
(+ 20 Minuten backen)

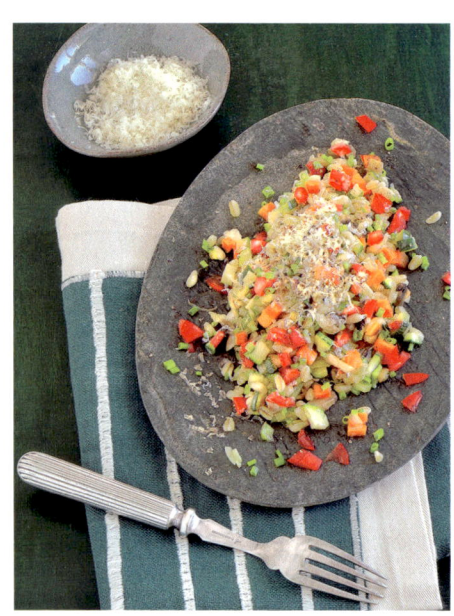

FÜR 2 PERSONEN

125 g Ebly (Weichweizen)

1 Möhre · ½ Zucchini

1 rote Paprikaschote

1 kleine Zwiebel

1 Knoblauchzehe

50 g Champignons

½ EL Olivenöl

100 ml Gemüsebrühe

20 g geriebener Parmesan

2 TL Zitronensaft

Salz · Pfeffer aus der Mühle

2 EL Schnittlauchröllchen

GEHT SEHR SCHNELL

EBLYSOTTO MIT GEMÜSE UND PARMESAN

ZUBEREITUNG:

Weichweizen in Salzwasser etwa 8 Minuten mit Biss kochen. Möhre, Zucchini, Paprika, Zwiebel, Knoblauch und Champignons putzen und schälen bzw. waschen. Alles in sehr kleine Würfel schneiden. In einer Pfanne im Olivenöl 4 bis 5 Minuten andünsten, dann die Brühe angießen.

Ebly abgießen, abtropfen lassen und untermischen. Alles einige Minuten gar ziehen lassen. Die Hälfte vom Parmesan untermischen und mit Zitronensaft, Salz und Pfeffer abschmecken.
Auf Tellern anrichten und mit übrigem Parmesan und Schnittlauchröllchen bestreuen.

Pro Portion ca. 372 kcal
10 g F, 15,1 g EW, 50 g KH, 11 g BST
Zubereitungszeit ca. 30 Minuten

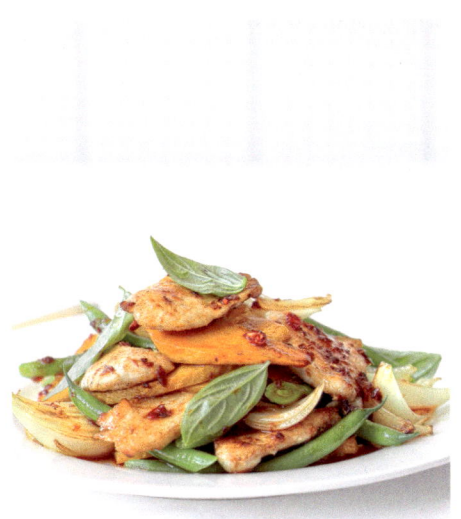

FÜR 2 PERSONEN

250 g Hähnchenbrustfilets

2 EL Sojasauce

1 EL Sambal Oelek

1 EL Mirin

1 EL Rapsöl

250 g Hokkaidokürbisfruchtfleisch
(in Spalten)

1 Zwiebel (in Spalten)

100 g grüne Bohnen (halbiert)

2 TL Limettensaft

einige Blätter Thai-Basilikum

SCHMECKT ALLEN

HÄHNCHEN-KÜRBIS-
PFANNE

ZUBEREITUNG:

Hähnchen waschen, trocken tupfen und in mundgerechte Scheiben schneiden. Sojasauce, Sambal Oelek und Mirin verrühren und Hähnchen darin 15 Minuten marinieren.

Aus der Marinade nehmen und in einer Pfanne in ½ EL Öl kurz goldbraun anbraten. Herausnehmen. Kürbis in der Pfanne im übrigen Öl 3 bis 4 Minuten braten. Zwiebel dazugeben und weitere 5 Minuten braten. Mit Marinade und etwas Wasser ablöschen, Bohnen dazugeben und zugedeckt weitere 6 Minuten garen. Fleisch untermischen und alles offen ziehen lassen. Mit Limettensaft verfeinern und mit Thai-Basilikum garnieren.

> **Pro Portion ca. 274 kcal**
> **8 g F, 34 g EW, 12 g KH, 4 g BST**
> **Zubereitungszeit ca. 40 Minuten**

SAIBLING AUF LINSEN-GURKEN-GEMÜSE

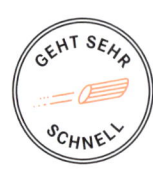

GEHT SEHR SCHNELL

FÜR 2 PERSONEN

40 g rote Linsen

1 Salatgurke

Salz

2 Stiele Dill

1 Stiel Estragon

2 Stiele Petersilie

125 ml Gemüsebrühe

50 g Frischkäse (mit Joghurt)

1 TL Dijonsenf

Pfeffer aus der Mühle

2 Saiblingsfilets (à ca. 120 g, mit Haut)

1 EL Rapsöl

Chiliflocken zum Bestreuen

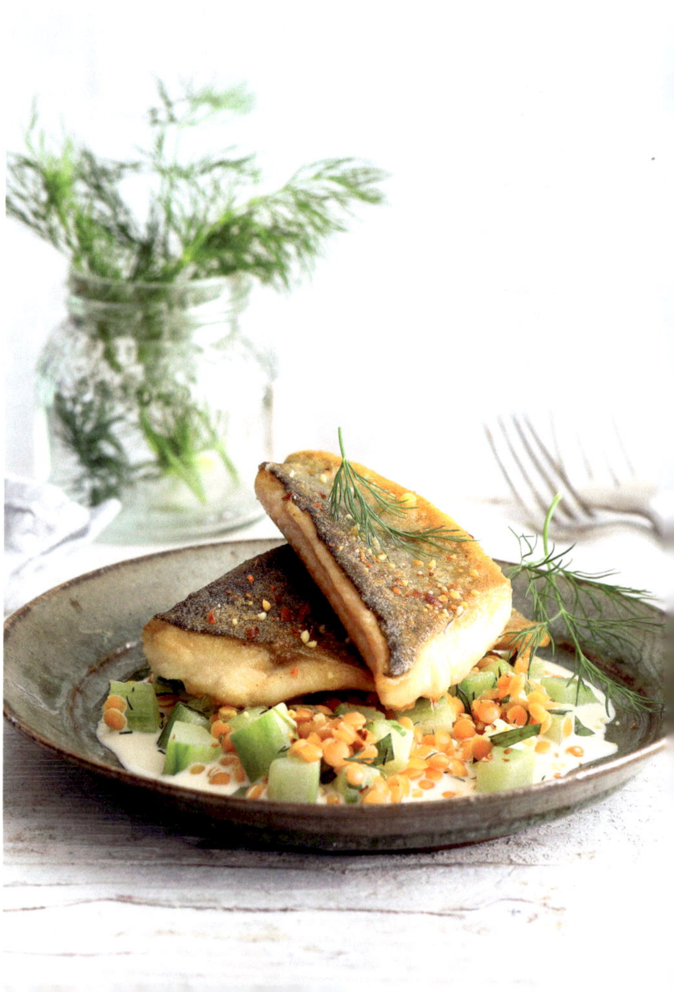

ZUBEREITUNG:

Die Linsen in einem Topf mit kochendem Wasser etwa 10 Minuten garen. Abgießen und abtropfen lassen.

Die Gurke schälen, längs halbieren und die Kerne mit einem Löffel entfernen. Die Hälften in kleine Würfel schneiden und in kochendem Salzwasser 1 bis 2 Minuten blanchieren. Abgießen, eiskalt abschrecken und abtropfen lassen.

Die Kräuter waschen, trocken schütteln, die Spitzen und Blätter abzupfen und ein paar Dillspitzen zum Garnieren beiseitelegen. Den Rest hacken. Brühe, Frischkäse und Senf in einem Topf unter Rühren erhitzen. Linsen, Gurkenwürfel und Kräuter dazugeben. Das Gemüse mit Salz und Pfeffer abschmecken und warm halten.

Die Saiblingsfilets waschen, trocken tupfen und jeweils schräg halbieren. Eine Pfanne bei mittlerer Hitze heiß werden lassen und das Öl hineingeben. Die Fischfilets mit der Hautseite nach unten darin etwa 3 Minuten knusprig braten. Pfanne vom Herd ziehen, Filets wenden, mit Salz und Chiliflocken würzen und glasig durchziehen lassen.

Die Saiblingsfilets auf dem Linsen-Gurken-Gemüse anrichten und mit Dill garniert servieren.

Pro Portion ca. 271 kcal
11 g Fett, 31 g EW, 12 g KH, 1 g BST
Zubereitungszeit ca. 25 Minuten

MEDITERRANE GEMÜSEPASTA

GEHT SEHR SCHNELL

FÜR 2 PERSONEN

1 Zucchini

1 gelbe Paprikaschote

1 Knoblauchzehe

1 Zweig Rosmarin

2 Stiele Basilikum

1 Tomate

30 g schwarze Oliven (ohne Stein)

175 g Vollkornpenne

Salz

1½ EL Olivenöl

Pfeffer aus der Mühle

1 EL Weißweinessig

60 g Ricotta

½ TL abgeriebene Schale von
1 Bio-Zitrone

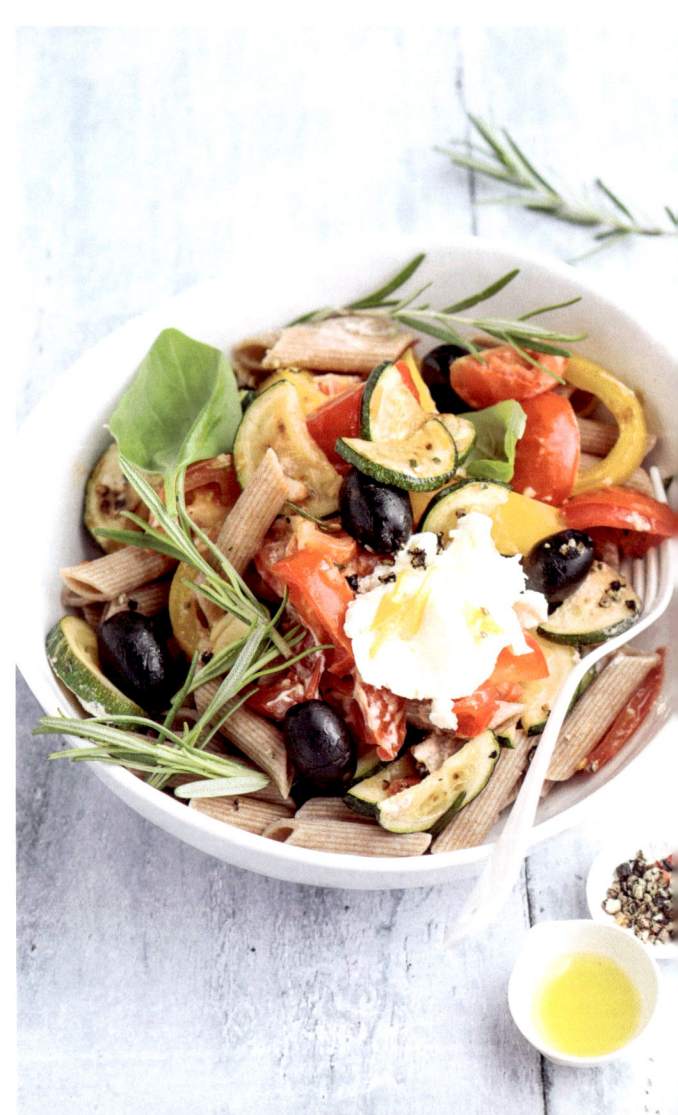

ZUBEREITUNG:

Die Zucchini putzen, waschen, längs halbieren und in etwa ½ cm dicke Scheiben schneiden. Die Paprika vierteln, entkernen, waschen und in etwa 1 cm breite Streifen schneiden. Den Knoblauch schälen und in feine Würfel schneiden.

Rosmarin und Basilikum waschen und trocken schütteln, Nadeln und Blätter abzupfen, Rosmarin fein hacken.

Die Tomaten waschen und in Spalten schneiden, dabei Stielansätze entfernen. Die Oliven abtropfen lassen.

Die Nudeln in reichlich kochendem Salzwasser bissfest garen.

In einer großen Pfanne 1 EL Öl erhitzen und Zucchini, Paprika, Knoblauch und Rosmarin darin bei mittlerer Hitze etwa 3 Minuten anbraten. Die Tomaten dazugeben und etwa 1 Minute mitgaren. Alles mit Salz, Pfeffer und Essig würzen.

Die Nudeln in ein Sieb abgießen, dabei 2 bis 3 EL Kochwasser auffangen. Die Nudeln mit dem Kochwasser, Gemüse, Oliven und der Hälfte der Basilikumblätter mischen und auf tiefe Teller verteilen.

Den Ricotta mit der Zitronenschale verrühren und auf die Pasta setzen, mit dem übrigen Öl beträufeln und mit restlichem Basilikum garnieren

Pro Portion ca. 505 kcal
19 g F, 16 g EW, 65 g KH, 3 g BST
Zubereitungszeit ca. 30 Minuten

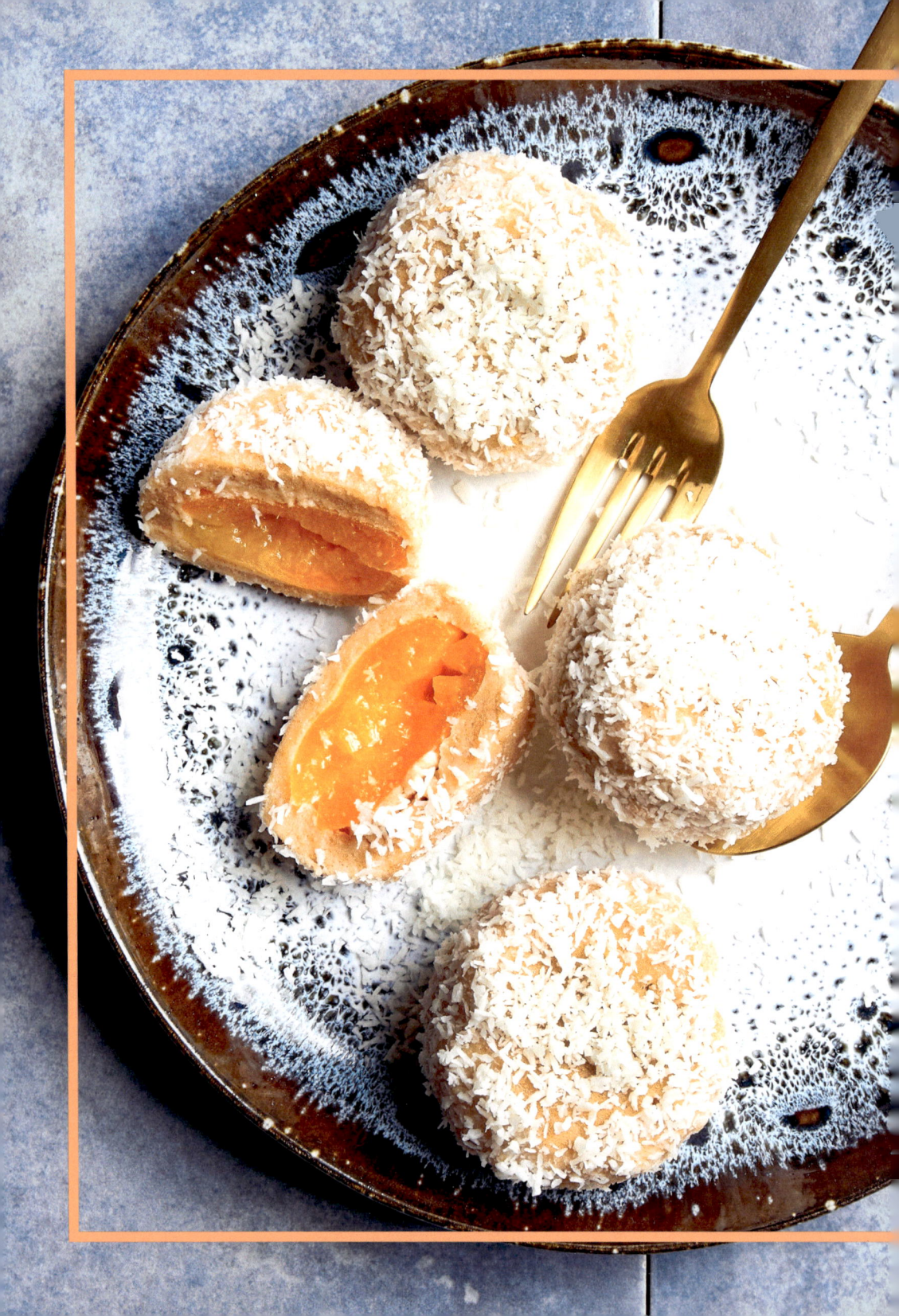

DESSERTS

HIMBEER-ROSEN-SORBET

FÜR 2 PERSONEN

FÜR DAS SORBET:

250 g Himbeeren (ersatzweise TK-Himbeeren (aufgetaut)

50 g Puderzucker

1 EL Zitronensaft

½ TL Rosenwasser

ZUM ANRICHTEN:

70 g Himbeeren

½ EL Pistazienkerne

2 Minzeblättchen

ZUBEREITUNG:

Für das Sorbet die Himbeeren verlesen, kurz mit kaltem Wasser abbrausen und abtropfen lassen.

Himbeeren, Puderzucker, Zitronensaft und Rosenwasser in einen hohen Rührbecher geben und mit dem Stabmixer fein pürieren. Alternativ im Küchenmixer pürieren. Das Beerenpüree durch ein feines Sieb streichen, so bleiben die Kerne zurück.

Beerenpüree in der Eismaschine zu cremigem Sorbet verarbeiten. Ersatzweise das Püree in eine tiefkühlgeeignete Schale geben und etwa 2 Stunden in das Tiefkühlfach stellen. Dabei etwa alle 20 Minuten mit einer Gabel kräftig von außen nach innen rühren, damit das Sorbet cremig wird.

Die Pistazienkerne grob hacken. Zum Servieren das Sorbet in Gläser füllen und mit Himbeeren, gehackten Pistazien und Minzeblättchen anrichten.

Pro Portion ca. 170 kcal
2 g F, 3 g EW, 33 g KH, 8 g BST
Zubereitungszeit ca. 20 Minuten
(+ mind. 45 Minuten gefrieren)

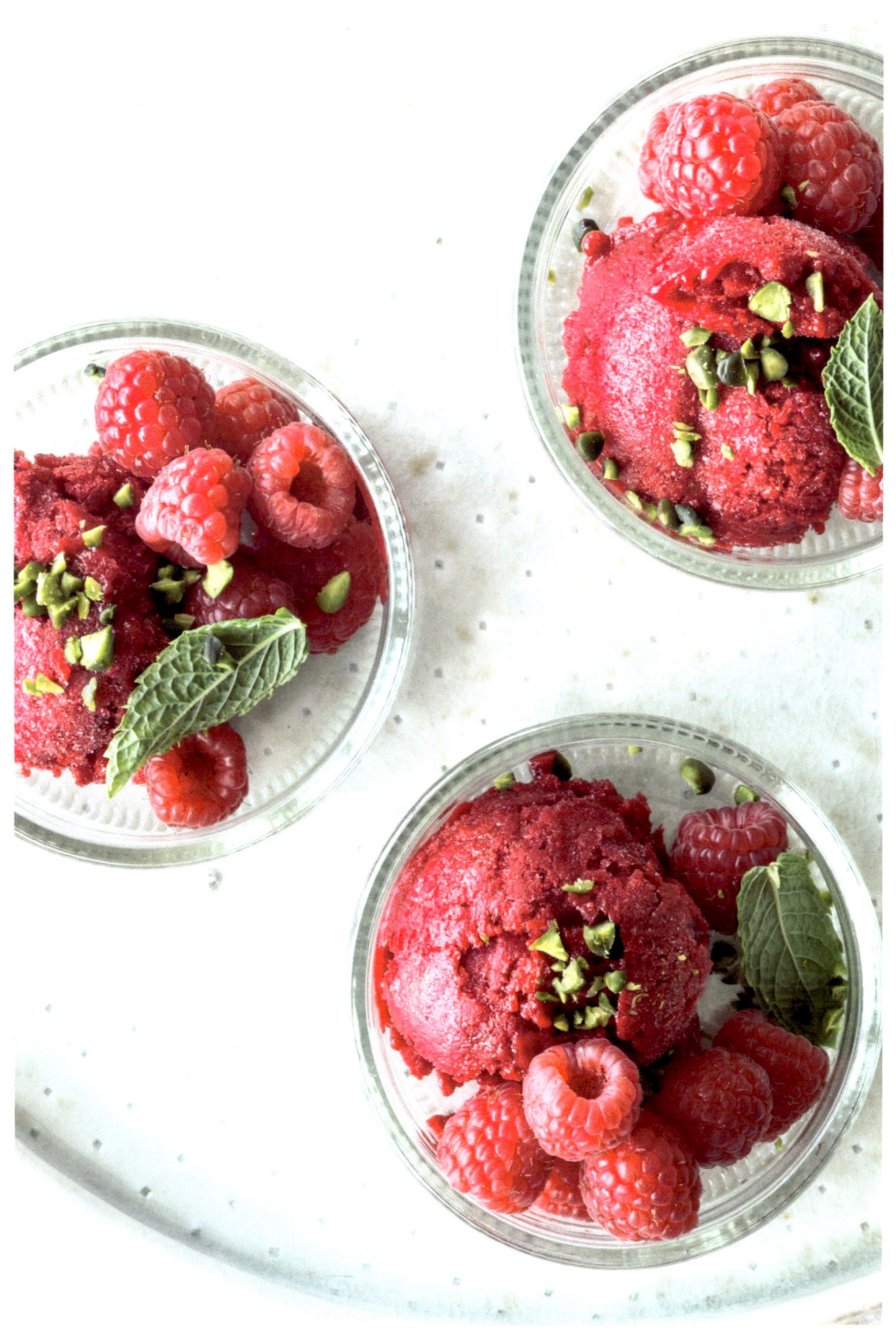

SÜSSE CRÊPE-SUSHI MIT HAFER-„MILCHREIS" UND BEEREN

FÜR 4 PERSONEN

FÜR DEN MILCHREIS:

350 ml ungesüßter Haferdrink
(ersatzweise Kokosmilch)

100 g Milchreis

1 Msp. Vanillepulver

FÜR DEN CRÊPETEIG:

100 g Mehl

100 ml ungesüßter Haferdrink

2 Eier (M)

ca. 4 TL Öl zum Braten

FÜR DAS OBST:

1 Kiwi (oder 80 g Himbeeren)

½ Mango (oder 1 Banane)

100 g Erdbeeren
(oder 80 g Heidelbeeren)

4 TL Cashewmus
(oder anderes Nussmus)

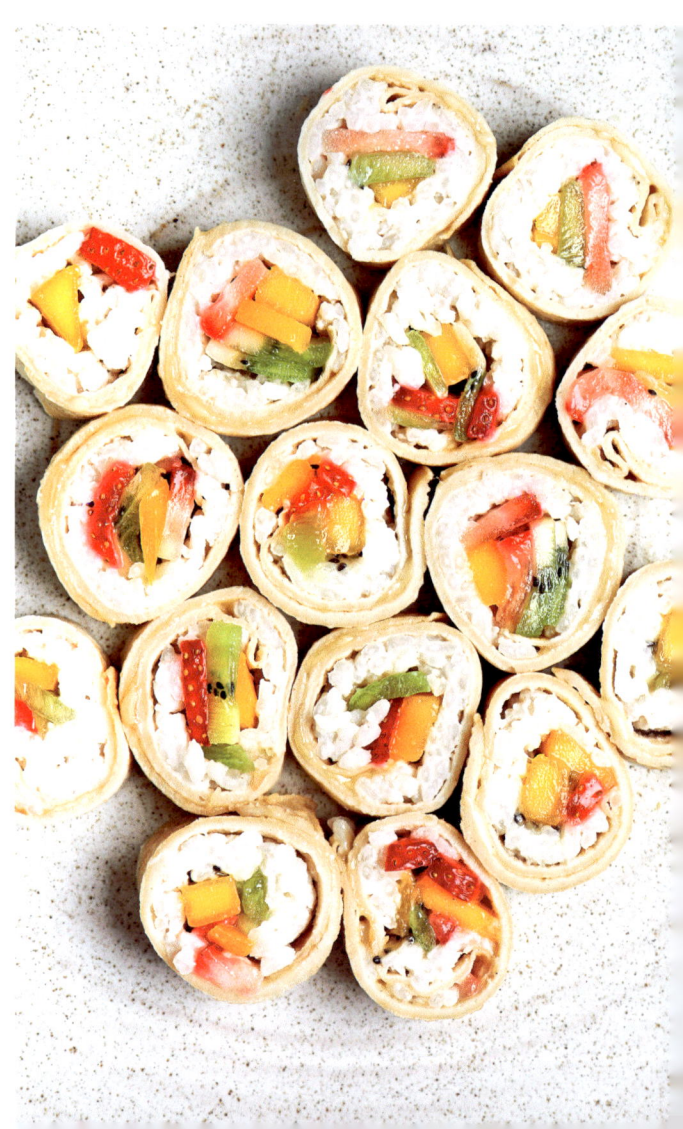

ZUBEREITUNG:

Für den Milchreis den Haferdrink in einem kleinen Topf aufkochen. Den Milchreis mit der Vanille dazugeben und zugedeckt bei schwacher Hitze etwa 25 Minuten quellen lassen, dabei gelegentlich umrühren.

Für den Teig das Mehl mit dem Haferdrink glatt rühren. Die Eier einzeln unterrühren. Den Teig zugedeckt etwa 10 Minuten ruhen lassen.

Für das Obst Kiwi und Mango schälen, Mangofruchtfleisch vom Stein schneiden. Die Erdbeeren waschen und putzen. Kiwi längs halbieren, jede Hälfte in 5 mm dicke Streifen schneiden. Mango in 5 mm dicke, 1 cm breite Streifen schneiden. Erdbeeren in 5 mm dicke Scheiben schneiden.

Den Teig durchrühren und nach und nach vier dünne Crêpes daraus backen. Dafür 1 TL Öl in einer Pfanne erhitzen. Ein Viertel des Teigs (etwa 1 kleine Kelle) hineingeben und durch Drehen in der Pfanne gleichmäßig verteilen. Backen, bis sich die Crêpe vom Boden löst, dann wenden und auf der zweiten Seite fertig backen. Auf diese Weise vier Crêpes backen.

Die Crêpes auf der Arbeitsfläche ausbreiten und jeweils im oberen Drittel mit je 1 TL Cashewmus bestreichen. Auf die unteren zwei Drittel je 80 bis 90 g Milchreis geben, dabei am unteren Rand etwa 1 cm frei lassen. Mit den Händen leicht andrücken.

In der unteren Hälfte auf den Milchreis einen breiten Streifen Obst schichten. Dafür erst Mango, dann Kiwi und zuletzt die Erdbeeren übereinanderlegen. Die Crêpes von unten her mit leichtem Druck zusammenrollen und insgesamt in 10 bis 12 je 2 cm breite Stücke schneiden. Auf einer Platte anrichten.

Pro Portion ca. 358 kcal
12 g F, 10 g EW, 51 g KH, 3 g BST
Zubereitungszeit ca. 30 Minuten

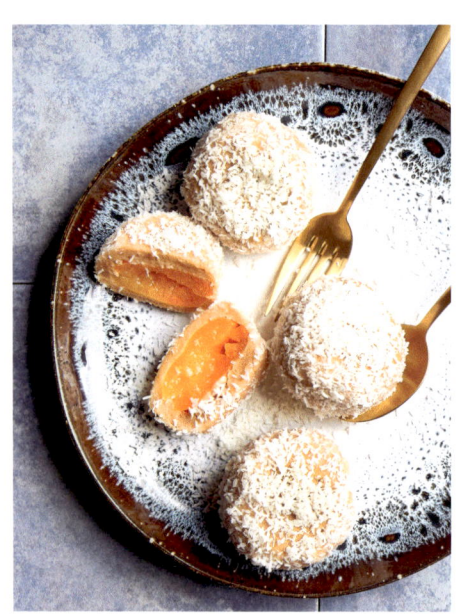

FÜR 6 STÜCK

250 g Speisequark (20 % Fett)

1 Ei (M)

70 g Butter

140 g Vollkorndinkelmehl

6 Aprikosen (Marillen)

2 EL Kokosöl

20 g Kokosflocken

MARILLENKNÖDEL

─────────────

ZUBEREITUNG:

Quark, Ei, Butter und Mehl in einer Schüssel glatt verrühren. Die Aprikosen waschen, eine Hälfte einschneiden und entsteinen. Den Teig in sechs gleich große Portionen teilen. Die Teigstücke mit angefeuchteten Händen vorsichtig über die Aprikosen ziehen und zu Knödeln formen.In einem großen Topf reichlich Wasser zum Kochen bringen.

Die Knödel hineingeben und bei schwacher Hitze 10 bis 12 Minuten garen, dabei zwischendurch wenden. Die Knödel mit dem Schaumlöffel herausheben, gut abtropfen lassen. Inzwischen das Kokosöl in einer Pfanne erhitzen. Die Kokosflocken darin kurz anrösten. Die Marillenknödel in den Kokosflocken wälzen und servieren.

Pro Stück ca. 300 kcal
19 g F, 10 g EW, 20 g KH, 3 g BST
Zubereitungszeit ca. 25 Minuten

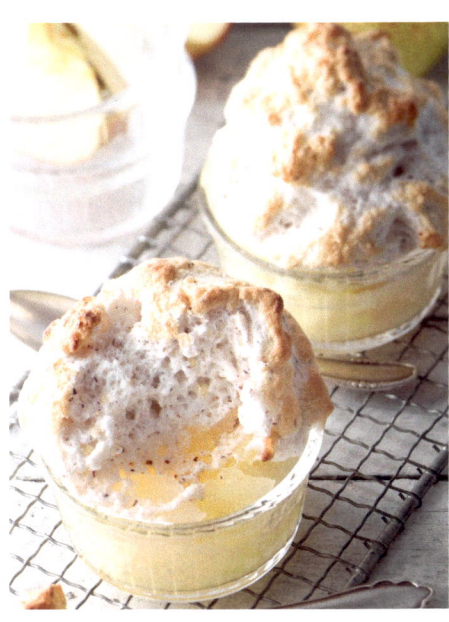

FÜR 2 PERSONEN

je ½ Apfel und Birne

1 EL Calvados

1 EL Zitronensaft

30 g Zucker

Zimtpulver

1 Msp. Speisestärke

weiche Butter (für die Förmchen)

1 Eiweiß

40 g Mandeln (gemahlene)

GRATINIERTES KOMPOTT

ZUBEREITUNG:

Den Backofen auf 220 °C vorheizen. Apfel und Birne schälen, halbieren, entkernen und würfeln. Birnen- und Apfelwürfel mit dem Calvados, Zitronensaft und 1 Prise Zimt in einem Topf langsam zum Kochen bringen. 2 Minuten zugedeckt köcheln lassen. Die Stärke mit ½ EL Wasser glatt rühren, unter das Obst rühren und etwa 1 Minute köcheln lassen. Anschließend in zwei ofenfeste, gefettete Förmchen füllen. Die Eiweiße mit dem Zucker steif schlagen, die Mandeln vorsichtig unter heben. Die Masse auf die Förmchen verteilen und im Ofen 8 bis 10 Minuten goldbraun überbacken.

Pro Portion ca. 257 kcal
11 g F, 7 g EW, 26 g KH, 4 g BST,
Zubereitungszeit: 35 Minuten

PFIRSICHTÖRTCHEN AUS DEM KÜHLSCHRANK

FÜR 6 STÜCK

2 TL Öl für die Förmchen

60 g Milchreis

250 ml Milch

50 g Zucker

½ TL Vanilleextrakt

2 EL Müsli

50 g Butterkekse

100 g weiße Kuvertüre

6 Blatt Gelatine

4 Pfirsiche

2 EL Honig

1 EL Limettensaft

1 Stiel Minze

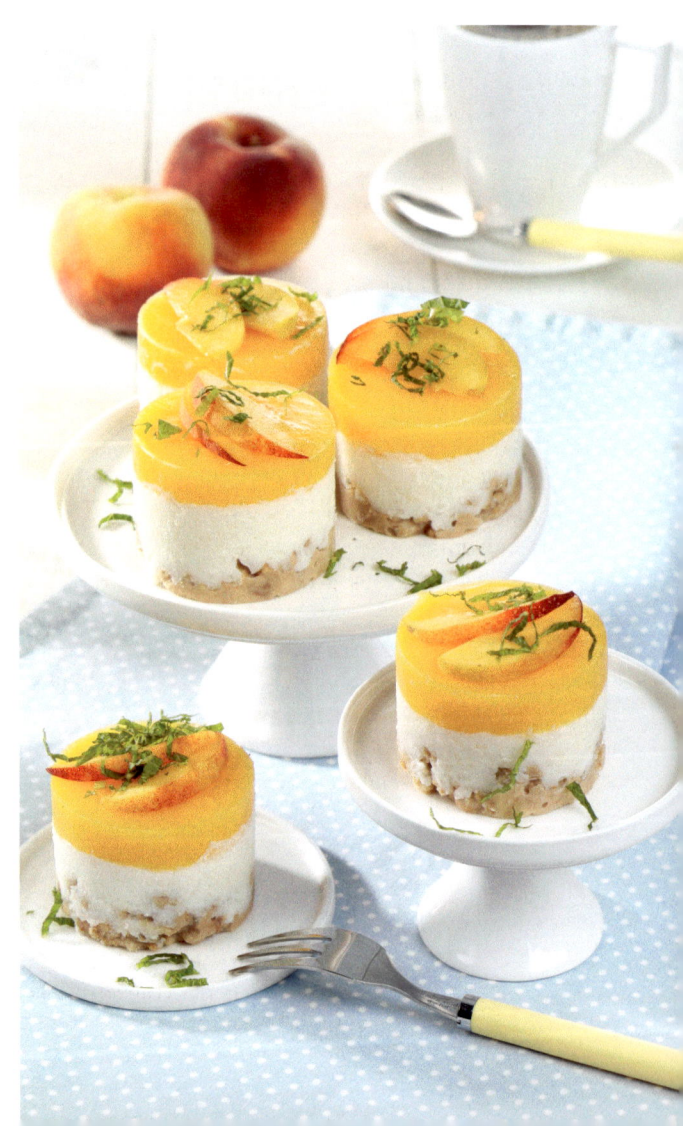

ZUBEREITUNG:

Sechs kleine Dessertringe (à etwa 8 cm Durchmesser) leicht einölen. Ein kleines Backblech mit Backpapier auslegen und die Ringe daraufstellen.

Den Milchreis mit der Milch in einen Topf geben. Zucker und Vanilleextrakt dazugeben und alles bei schwacher Hitze aufkochen. Etwa 25 Minuten garen, dabei ab und zu umrühren. Dann vom Herd nehmen und abkühlen lassen.

Inzwischen das Müsli in eine Schüssel geben, Kekse dazubröseln. Die Kuvertüre hacken, in einer Metallschüssel über dem heißen Wasserbad schmelzen und über die Keksmischung geben. Alles gut mischen und auf die Dessertringe verteilen. Am Boden gleichmäßig andrücken und etwa 30 Minuten kühl stellen.

3 Blatt Gelatine in kaltem Wasser einweichen. Dann ausdrücken und im lauwarmen Milchreis auflösen. Reis etwas ab-

kühlen lassen und auf den Keksböden verteilen. Glatt streichen und dabei mindestens 1 cm Rand nach oben frei lassen. Törtchen 1 Stunde kühl stellen.
3 Pfirsiche überbrühen, kalt abschrecken, häuten und die Steine entfernen. Das Fruchtfleisch mit Honig und Limettensaft pürieren, in einen Topf geben und nur leicht erwärmen.

Restliche Gelatine in kaltem Wasser einweichen, ausdrücken und im Pfirsichpüree auflösen. Die Masse auf den Milchreistörtchen verteilen und diese weitere 2 Stunden kühl stellen.

Zum Servieren die Törtchen aus den Ringen lösen und auf Teller setzen. Den restlichen Pfirsich waschen, halbieren, entsteinen und die Hälften in dünne Spalten schneiden. Minze waschen, trocken tupfen und die Blätter in Streifen schneiden. Die Törtchen mit Pfirsichspalten und Minzestreifen garnieren.

Pro Stück ca. 311 kcal
10 g F, 49 g EW, 49 g KH, 2 g BST
Zubereitungszeit ca. 50 Minuten
(+ 3,5 Stunden kühlen)

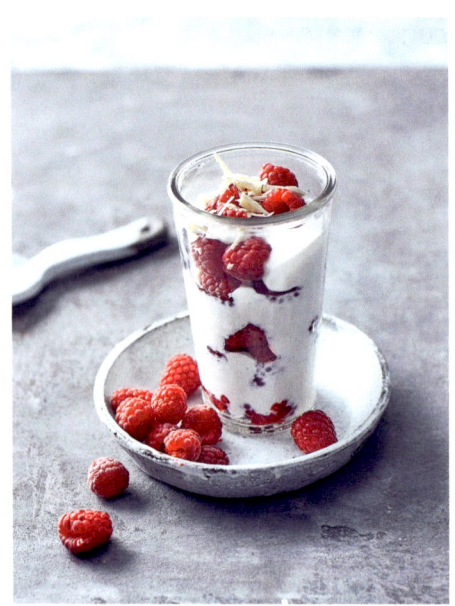

FÜR 2 PERSONEN

40 g weiße Schokolade

200 g Magerquark

75 ml Milch (1,5 %)

125 g Himbeeren

WEISSE SCHOKOCREME MIT HIMBEEREN

ZUBEREITUNG:

Die Schokolade raspeln und etwa 1 TL für die Garnitur zur Seite legen. Den Quark mit der Milch glatt rühren und dabei die restlichen Schokoraspel untermischen.

Die Himbeeren verlesen, waschen und mit der Creme auf zwei Gläser (à etwa 300 ml) verteilen. Mit den übrigen Schokoraspeln garnieren und servieren.

Pro Portion ca. 228 kcal
9 g F, 15 g EW, 20 g KH, 3 g BST,
Zubereitungszeit ca. 15 Minuten

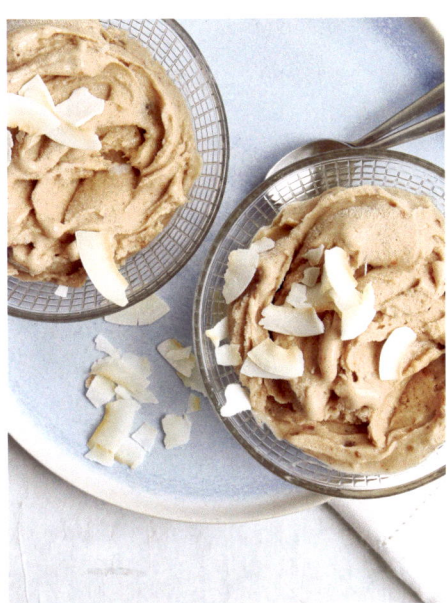

FÜR 2 PERSONEN

3 gefrorene (sehr reife) Bananen

3 Medjool-Datteln

1 TL gemahlene Bourbon-Vanille

½ TL gemahlener Kardamom

1 TL Zimtpulver

2 EL Mandelmus

4 EL Kokosmilch

Kokoschips

BANANEN-NICE-CREAM
MIT KOKOS

ZUBEREITUNG:

Die Bananen schälen. Die Datteln entsteinen und hacken. Beides mit Vanille, Kardamom, Zimt, Mandelmus und Kokosmilch im Mixer oder in der Küchenmaschine cremig pürieren. Die Nice-Cream sofort in Gläser oder Schälchen füllen und mit den Kokoschips toppen.

Pro Portion ca. 390 kcal
21 g F, 8 g EW, 42 g KH, 6 g BST
Zubereitungszeit ca. 5 Minuten

DAS AUTOREN-TEAM

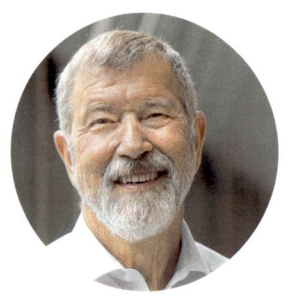

PROF. DR. KLAUS BÖS

Klaus Bös ist Sportwissenschaftler, der international mit seinen Arbeiten zur differenziellen Motorikforschung, motorischen Diagnostik, Fitnessforschung in der Lebensspanne sowie zum Gesundheitssport bekannt geworden ist. Er war bis 2013 Leiter des Instituts für Sport und Sportwissenschaft am Karlsruher Institut für Technologie (KIT) und ist dort heute Distinguished Senior Fellow.

PROF. DR. GERTRUD WINKLER

Gertrud Winkler ist Professorin für Lebensmittel- und Ernährungswissenschaften und Studiendekanin des Studiengangs „Lebensmittel, Ernährung, Hygiene" an der Hochschule Albstadt-Sigmaringen. Als Pionierin in Deutschland leitet sie seit Jahren Forschungsprojekte, bei denen es um das sogenannte „Nudging" geht – also das Anstupsen zu gesünderen Lebensweisen etwa durch bewusstes Platzieren passender Lebensmittel.

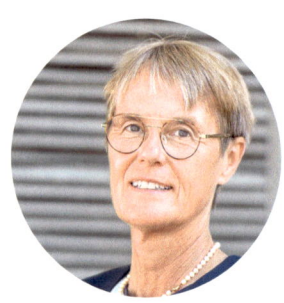

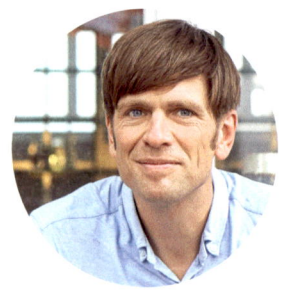

TIM FARIN

Tim Farin, studierter Politikwissenschaftler, arbeitet seit 2002 als freier Journalist für Publikums- und Fachzeitschriften, darunter das europaweit führende Radsportmagazin TOUR und die Apotheken Umschau. Zudem schrieb er mehrere Bücher, darunter einen Spiegel-Bestseller. Er verbindet in seiner Arbeit Themen aus Gesellschaft, Sport und Gesundheit – häufig geht es hierbei um die Kombination aus Bewegung und Ernährung.

DAS EXPERTEN-TEAM

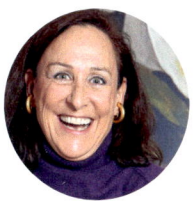

KARIN ALBRECHT
STAR EDUCATION, ZÜRICH
Körperhaltung, Stretching

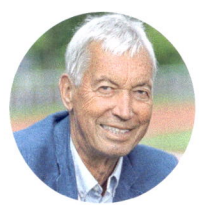

PROF. DR. WALTER BREHM
UNIVERSITÄT BAYREUTH
Sportpädagogik, Sport und
Gesundheit

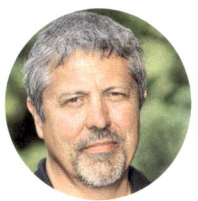

PROF. DR. NORBERT FESSLER
PÄDAGOGISCHE HOCHSCHULE
KARLSRUHE
Entspannungstraining und
Körperbildung /Stress-
bewältigung und Resilienz

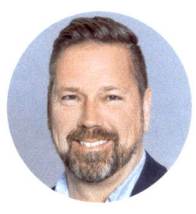

PROF. DR. STEPHAN GEISLER
IST – HOCHSCHULE FÜR
MANAGEMENT DÜSSELDORF
Hypertrophie
der Skelettmuskulatur

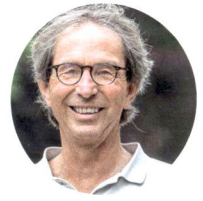

PROF. DR. KUNO HOTTENROTT
UNIVERSITÄT HALLE-WITTENBERG
Trainingswissenschaft, Ausdauer-
sport und Sporternährung

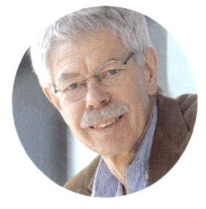

PROF. DR. HEINZ MECHLING
DEUTSCHE SPORTHOCHSCHULE
KÖLN
Körperliche und kognitive
Leistungsfähigkeit im Alter,
Fitness, Diagnostik und Demenz

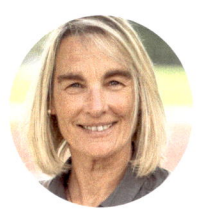

PROF. DR. IRIS PAHMEIER
UNIVERSITÄT VECHTA
Motivations- und Volitionsfor-
schung, Sport und Gesundheit,
Dropout und Bindung

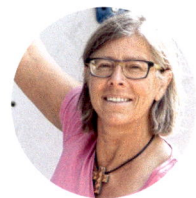

PROF. DR. NADJA SCHOTT
UNIVERSITÄT STUTTGART
Motorik (Entwicklung, Lernen),
Sportpsychologie, Gerontologie

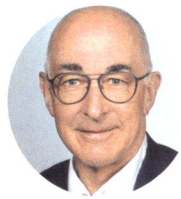

PROF. DR. GEORG WYDRA
UNIVERSITÄT SAARBRÜCKEN
Gesundheitssport, Sport-
therapie, Funktionstraining

REZEPTREGISTER

G

H

K

L

M

SACHREGISTER

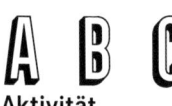
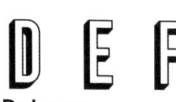
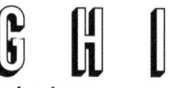

Indoor (Programm)
29, 31, 43, 55, 67, 79, 91

Körperfett
19, 21, 34, 46

Kohlenhydrate
15, 38, 44, 48, 50, 53, 80, 84

Kondition
43, 50

Koordination
14, 18 f., 33, 36, 45, 57, 67 ff., 81, 93

Kraft
14, 18 f., 31, 34, 36, 43, 48, 55, 56, 58, 65, 67, 72, 79, 91, 94

Kräftigung
35, 37, 47, 49, 59, 61, 71, 73, 83, 85, 95, 97

Krafttraining
17, 58, 65, 82

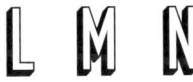

Lebensmittelpyramide
84, 86

Leistungsfähigkeit
12, 14, 16 f., 19 f., 36, 70, 74, 82, 94, 96

Milchprodukte
14 f., 62

Muskeln
19, 28, 32, 34, 48, 56, 60, 62, 65, 70, 72, 74, 84

Muskulatur
34 ff., 47 ff., 51, 56, 58 ff., 70 ff., 75, 82 ff., 95, 97, 99

Nahrungsergänzungsmittel
58, 86

Nüsse
62

Obst
14 f., 72, 74, 77, 86

Outdoor (Programm)
29, 31, 30, 43, 52, 55, 64, 67, 76 f., 79, 88, 91, 100

Proteine (siehe Eiweiße)
12

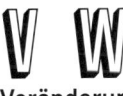

Selbsttest
16, 18, 29

Sport
7, 10, 32, 36, 38, 44, 46, 68, 80, 89, 94, 103

Stoffwechsel
34, 36, 50, 56, 98

Taillenumfang
21

Training
16, 20, 25, 28 ff.

Übergewicht
18, 96

Veränderung
10, 21, 24

Walkingtest
20

Warm-up
31, 33, 40, 43, 45, 52, 55, 57, 64, 67, 69, 76, 79, 81, 88, 91, 93, 100

Wasser
14, 36, 38, 41, 86

IMPRESSUM

Apotheken Umschau: Fit in 12 Wochen

ISBN 978-3-927216-70-9
PZN: 17921833

1. Auflage 2022
Wort & Bild Verlag
Konradshöhe GmbH & Co. KG
Konradshöhe 1, 82065 Baierbrunn
Handelsregister: Amtsgericht München
HRA 44980 / USt-ID-Nr. DE 130750628

Geschäftsführer: Andreas Arntzen
(Vorsitzender), Dr. Dennis Ballwieser,
Malte von Trotha
Chefredaktion: Dr. Dennis Ballwieser,
Julia Rotherbl

Redaktionsleitung: Isartal Health Media
Beatrice Sobeck
Autoren: Tim Farin, Prof. Dr. Klaus Bös,
Prof. Dr. Gertrud Winkler
Programmentwicklung /Models:
Lena Panter, Jörg Gerstmann
Projektmitarbeit: Christine Kluge, Kathrin Ertl
Lektorat: Eva Hege
Grafisches Konzept: kral & kral design
Artdirektion: Dominik Schwarz (IHM)
Bildredaktion: Stephanie Wiegand (IHM)
Satz /Bildbearbeitung: Gianna Pilloni, Olaf Schnee
Produktion: Angelika Emmert
Druck: Grafisches Centrum Cuno GmbH
& Co. KG, Calbe
gedruckt im Ultra HD Print®

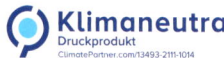

MIX
Papier aus verantwor-
tungsvollen Quellen
FSC
www.fsc.org   FSC® C043106

Klimaneutral
Druckprodukt
ClimatePartner.com/13493-2111-1014

Im Vertrieb der Edel Verlagsgruppe
Edel Germany GmbH, Neumühlen 17,
22763 Hamburg, buchvertrieb@edel.com

Hinweis: Die Ratschläge in diesem Buch wurden sorgfältig vom Autoren-Team und Verlag erarbeitet und geprüft. Erkrankungen gehören in ärztliche Behandlung. Das Buch kann daher keinen ärztlichen Rat ersetzen.

Bildnachweis:
Umschlag: StockFood/Jalag /Lehmann, Getty Images (2), Adobe Stock /zzzdim, W&B /Philipp Nemenz
2,3,4,6,7,11,12,13,14,17, 23, 24,25, 29, 30, 35, 37,40,42,47,49, 52,54,59, 61, 64,66, 71,73,76,78,83,85,88,90,95,97,100,103: W&B/Philipp Nemenz
Illustrationen: 33, 35,37,39,45,47,49, 51,57,59,61, 63, 69, 71, 73,75,81,83,85,87,93,95,97,99: W&B /Ulrike Möhle
21: Stocksy United /Natalie JEFFCOTT
41,53, 65,77, 89:,101, shutterstock /mexrix
Rezeptteil:
106,112: StockFood /Diana Kowalczyk
109,117: StockFood / Jan Wischnewski
108: StockFood /für ZS Verlag /Wolfgang Schardt
110: StockFood /Gräfe & Unzer Verlag /Jörn Rynio,
111: Gräfe & Unzer Verlag /Mathias Neubauer,
113: StockFood /Karolina Smyk
114,124: StockFood/ Rafael Pranschke
118: StockFood /Stephanie Syfus
119: StockFood_PhotoCuisine
121: StockFood /Jo-Kirchherr
123: StockFood /Klambt Style-Verlag-Grossmann-Schuerle
125,168,: StockFood/für ZS Verlag/Mathias Neubauer
127: StockFood /Stefan Schulte-Ladbeck
128: StockFood /Immediate Media/Good Food
131: StockFood /Bauer Syndication
132: StockFood /Katarzyna-Kachel
133: StockFood /Tre Torri
135: StockFood / Profimedia
136: StockFood /Monika Rosa
139: StockFood /PhotoCuisine/Thys/Supperdelux
140: StockFood /StockFood Studios /andrea thode photography,
143,147: StockFood/Great Stock!
145: StockFood /Castilho-Rua
146,166,: StockFood / Tre Torri
149: StockFood /Immediate Media / Good Food
151: StockFood /PhotoCuisine
153: StockFood /Karen Thomas
155: StockFood /PhotoCuisine / Amélie Roche
156: StockFood /StockFood Studios / Photoart
158: StockFood /Bauer Syndication
161: StockFood /The Studio Collection
162: StockFood /PhotoCuisine / Steve-Ho
163: StockFood /StockFood Studios / Jörg Lehmann
164: StockFood /Rua Castilho
167: StockFood /Tanya Zouev
170: StockFood /für ZS Verlag / Claudia Timmann
172,178: Gräfe & Unzer Verlag/ Becca Crawford
175: Gräfe & Unzer Verlag/ Wolfgang Schardt
176: Gräfe & Unzer Verlag/ Sabrina Sue Daniels
179: StockFood / Gräfe & Unzer Verlag / Grossmann.Schuerle
180: StockFood /StockFood Studios /Photoart
182: StockFood /Gräfe & Unzer Verlag /Grossmann.Schuerle
183: Gräfe & Unzer Verlag /Nicky Walsh
184: W&B/Bernhard Kahrmann, W&B /Florian Generotzky, W&B/ Selina Pfrüner
185: W&B/Nicolas Felder, W&B/Jens Wegener, IST-Hochschule, W&B/Christoph Busse, W&B/Bernd Kusber, W&B/Bernhard Kahrmann